중독성 사고

중독자 자신도 인식하기 어려운
중독자들의 감추어진 내면 심리

제 2 판

Abraham J. Twerski, M.D.
이호영 · 이종섭 · 김석산 · 이무형 · 채숙희 공역

圖書出版 하나醫學社

Addictive Thinking
Understanding Self-Deception

역자 서문

몇 년 전이었는지 잘 기억이 나지 않지만, 트워르스키 박사의 '중독성 사고'를 읽으면서 몇 번이고 나의 무릎을 친 기억이 난다. 미국에서 4년간 알코올 중독 환자의 입원재활치료를 책임졌을 때에도 중독성 사고라는 개념을 듣지 못했고, 중독자의 왜곡된 사고와 힘겨루기를 수없이 해왔지만, 중독자들의 마음속에 이렇게 체계화된 왜곡사고가 있는지 알지 못했다. 이 책의 매력은 단지 중독에서 보는 왜곡된 사고과정 뿐만 아니라 인간의 심성과 삶의 구석구석 박혀있는 상황과 그 뜻을 간단한 예화나 음유로 쉽게 잘 설명하고 있다는 점이다. 이 책은 여러가지 인생의 지혜를 담고 있다. 저자의 겸손하고, 간결한 표현들이 그 내용의 진실을 잘 말해준다.

무엇보다도 이 책을 읽고 나면 중독자들의 사고 특징이 파악되기 때문에 환자를 볼 때 감정적인 부담도 덜어주고 좀더 편안한 자세를 갖게 된다.

그러나 중독성 사고를 이해한다는 것이 중독자들을 단주와 회복의 길로 인도하는데 어떤 성공의 비결을 제공하는 것은 아니다. 오히려 이 책을 통해 치료자로서의 책임이 더 무거워지고, 중독자들을 설득하는데 참을성이 필요하다는 사실을 깨닫게 된다. 즉, 그들의 사고체계를 객관적으로 보면서 그들에게 자신을 기만하는 정당화의 강한 힘이 마음 저변에 깔려있음을 보여주는 요령은 치료자가 개발해야할 엄청난 도전이다.

얼마 전, AA 모임에서 회복중의 중독자들에게 '중독성 사고'를 소개 한 일이 있었다. 나의 강연이 끝난 후 질문 받는 시간에 한 참여자로부터 심한 공격을 받았다. 중독자들을 진실을 부정하고, 남을 조작하고, 거짓말하고, 투사로 남을 비난하고, 과대망상에 사로잡힌 존재로 매도했다는 것이다. 그 질문을 받고 중독성 사고가 중독과정에서 자기도 모르게 생기는 왜곡이고 고의적이 아닌 무의식의 자기 방어와 정당화를 위해 만들어진 일종의 인지부조화라는 사실을 간곡히 설명하고 넘어갔다. 나는 그 자리에서 한 가지 큰 교훈을 얻었다. 중독성 사고는 아직 그 사고가 남아 있는 사람에게 이론의 형태로 소개하는 것이 무의미하다는 점이다.

우리는 트워르스키 박사의 중독성 사고의 특징을 이해하면서 어떻게 하면 중독자들이 납득하도록 적용 시키느냐를 놓고 좀더 고민해야 한다. 실지로 이것은 매우 힘든 도전이다. 그러나 중독을 다루는 전문가라면, 질병에서 회복의 길로 중독자를 인도하기 위해 반드시 넘어야 하는 산이다. 중독을 전문치료하는 우리가 반드시 중독성 사고를 교정하는 방법을 개발해야 한다.

두말할 것 없이 트워르스키 박사의 중독성 사고는 중독에 어떤 형태로건 연관되거나 또는 흥미를 가진 모든 이들에게 필독서이다. 이 책을 번역하는 과정은 트워르스키 박사의 독특한 화법이나, 예, 음유, 대조가 많아 번역하는 것이 쉽지 않았다. 번역의 기본 틀을 준비해준 고려대학교 재학생 김도성 군에게 감사의 뜻을 전한다.

2008년 9월 1일
역자 이 호 영

CONTENTS

서 문

인간사에 대한 연구 분야치고 화학물질의존 영역만큼 많은 전문가를 양성한 분야가 없다. 알코올중독과 약물중독은 국내외 할 것 없이 전문가들로 넘쳐나고, 전문가 자신도 이해를 못하고 있으면서도 각자가 이 병에 대한 특별한 지식을 가지고 있는냥 주장을 하여 많은 혼란을 불러 일으키는 것이 현실이다. 그 중에는 뇌 속의 변화무쌍한 화학물질에 대한 전문가들도 있다. 즉, 생물학적으로 위험인자를 가진 유전자가 어떻게 세대간의 장벽을 넘어 유전되는지에 대해 연구하는 전문가들이다. 그리고 가족의 역기능을 중점적으로 연구하는 전문가들, AA, 집단 치료, 영양상태, 행동주의적 접근, 자존감 문제, 스트레스, 사회와 문화의 영향, 영성, 재발이론, 이중진단에 관한 전문가들이 있다. 이 전문가들은 각자가 분명히 이 어려운 질병에 관한 진실의 한 실마리를 쥐고 있기는 하지만 그 어느 누구도 애이브라함 트워르스키 박사(Dr. Abraham Twerski)와 같이 전체를 분명하게 관장하는 이론을 갖춘 이는 없다.

트워르스키 박사는 중독과 관련된 질병의 핵심을 탁월한 직관력으로 파악하고, 조심스럽고 통찰력 있게 선택된 언어로 알코올 중독 환자의 사고의 진수를 묘사하는 특별한 재능을 가지고 있다. 트워르스키 박사는 누구보다 질병을 잘 알고 있고, 이 지식을 남들이 쉽게 이해할 수 있게 설명할 줄 안다.

많은 학구적인 심리학자들이 정신을 배제하는 철저한 행동주의의 오랜 그늘에서 벗어나서 동기, 의사결정, 개념형성 등의 중요성을 재확인하기 훨씬 이전부터, 트워르스키 박사는 알코올중독 및 기타 중독자들의 독특한 인지 과정과 이런 과정들이 어떻게 행동으로 나타나는지에 대한 기전의 중요성을 조용하게 강조하고 있었다. 그는 비논리적으로 보이는 중독적인 행동을 완전히 파악하려면 중독성 사고의 다양한 "논리"를 이해하고 이와 타협해야 한다고 하였다. 중독자들과 그들의 가족들을 변화시키는 작업에 개입한 우리 모두가 중독성 사고와 연결되어 생기는 변화에 대한 저항을 정확히 이해하고, 어떻게 그들의 특유한 자기-패배적 논리의 증거를 그들에게 보여줄 수 있고 또한 그 증거를 어떻게 하면 단주(약)에 성공하고 계속 안정된 회복을 유지하는데 도움이 되도록 사용할 수 있는 지를 그에게서 배울 수 있다. 이 책은 확실히 그렇게 할 수 있도록 도움을 준다.

새로운 이 고전의 저서는 중독성 사고와 중독성 질환 및 그 회복 전체의 구석구석에 영향을 주는 역작이다. 이 압축되고 간결하게 쓰여진 책자에서 트워르스키 박사는 중독성 사고 핵심에 초점을 두고 파고 들면서 기발하고 경제적인 말과 자구의 구사로 중독성 사고를 설명해 주며 현명하게 선택된 예를 들어 확인해주고 있다. 그리고 그의 임상 경험과 일반적인 관찰을 통해 그 사고의 뿌리를 찾아 갈등, 죄책감, 수치감, 분노, 느낌의 처리, 방어, 영성 그리고 공동의존 같은 중요한 이슈에 관여하는 뜻의 연결을 피력한다.

정보의 홍수시대인 요즘 몇 번을 되살아도 도저히 흡수할 수 없는 다량의 정보에 의해 압도되는 상황에서, 우리는 쓸만한 지식고갈의 어둠속을 더듬거릴 수 밖에 없는 처지에 놓여 있다. 그리고 비록 우리가 데이터라고 불리는 폐물 속에서 믿을만한 지식을 찾았다해도 이것만으로는 아직도 지혜와 분석을 터득하기에 한계가 있다. 다행히 트워르스키 박사의 이 반가운 "중독성 사고"의 신판이 이 두 가지를 우리에게 채워준다. 대부분의 독자들이 이 책을 통독함으로써 알코올중독과 기타 중독을 좀 더 이해하고 풍부한 지식을 얻어 보다 현명해질 수 있길 기원한다.

철학박사 죤 와러스

John Wallace, Ph.D.

중독성 사고

Chapter 1

중독성 사고란 무엇인가?

마약중독 치료를 위해 재활센터에 입원했던 레이라는 젊은 청년에게 물어보았다. “자신의 중독문제에 대해 이제 뭔가 손써야겠다고 결정하게 된 동기가 무엇입니까?”

레이는 “내가 코카인을 한지가 몇 해가 됐어요. 그 동안 몇 번인가 두 서너 주일 끊어 보기는 했지만, 코카인을 완전히 끊겠다는 결심을 해본 적은 없었어요.”라고 대답했다. 레이는 계속해서 “과거에 아내가 제발 완전히 끊으라고 강요하곤 했습니다. 사실 아내도 코카인을 했었지만 지금은 끊은 지 몇 년이 됐습니다. 결국 저도 코카인으로 인해 생기는 여러 가지 골치 아픈 문제들 때문에 코카인을 완전히 끊기로 했습니다.”라고 말했다.

“저도 정말 완전히 끊기를 원했었는데요, 끊은 후 몇 주만 지나면 다시 코카인에 손 데게 돼요. 그래서 느낀 게 있어요. 저도 멍청이는 아니거든요. 이제는 외부의 도움 없이 나 혼자선 코카인을

*절대로 끊을 수 없다*는 사실을 깨달았어요. 그게 그럴 것 같거든요."

나는 레이의 마지막 구절을 몇 번이고 반복했었다. 왜냐하면 레이에게 스스로 자신이 한 말을 들려주고 싶었기 때문이다. 하지만 그는 내가 지적하려는 점을 알아차리지 못했다. 그래서 그에게 다음과 같이 말했다.

"'외부의 도움 없이 혼자서 끊을 수는 없을 것 같다' 라고 말한다면 그것은 지극히 타당합니다. 또한 '누군가의 도움이 없이 마약을 혼자서 끊는 것은 절대 불가능하다' 라고 해도 역시 타당한 말이 됩니다. 그러나 '외부의 도움 없이 혼자서 마약을 끊는 것은 절대로 불가능하다. 그것이 그런 것 같다' 라고 표현한다면 자체에 모순이 있어 우스꽝스럽습니다."

혼자서 끊는 것이 '절대 불가능' 하다던가, 아니면 '아마도 불가능 할 것 같다' 둘 중 하나이어야지, 이 둘은 동시에 양립될 순 없다. 그러나 레이는 나의 말의 요점을 이해하지 못했다.

나는 이 내용의 대화를 여러 사람들과 되풀이 해보았고 심지어는 잘 훈련된 치료자와도 같이 의견을 나누어 보면서 기발한 반응이 있기를 기다렸지만 우선 그런 반응은 나오지 않았다.

내가 "절대 불가능하다"와 "그런 것 같아요"라는 말 사이에 존재하는 모순점을 일깨워 주고 나서야 그들은 레이의 말이 갖는 비합리성과 레이의 마음속에서 일어나는 사고의 왜곡을 이해할 수 있었다.

◆ 사고의 왜곡과 그 현상

중독시에 나타나는 비정상적인 사고현상이 처음으로 인정된 것은 AA(익명의 알코올 중독자 모임, 자발적인 단주자들의 모임-역자주)에서였다. 여기에서 이 현상을 두고 '악취가 나는 생각'이라고 매우 묘사적인 표현을 썼다. AA의 고참들은 이 현상을 '단주 중의 만취', 즉 현재 술을 마시지 않지만 실제로 술을 마시는 사람과 여러 면에서 비슷하게 행동하는 것을 묘사하고 있었다.

그러나 사고의 왜곡 현상은 중독성 장애의 특징도 아니고 또는 중독성 화학 물질 사용과 반드시 관련된 것도 아니다. 왜곡된 사고는 다른 적응 문제를 가지고 있는 이들에게서도 볼 수 있는 현상이다. 학기말 보고서 제출을 미루고 있었던 한 여학생의 예를 들어 보자.

"왜 아직 보고서를 제출하지 않고 있죠?"라고 나는 물었다.
"이미 다 썼어요."라고 그 여학생은 답했다.
"그럼 왜 아직 제출하지 않았나요?"라고 나는 다시 물었다.
"왜냐하면요, 내가 조금 더 손 봐야 할 것이 있어서요."
"그런데 다 썼다고 말하지 않았나요?"라고 나는 되물었다.
"다 썼다니까요."라고 그녀는 말한다.

대부분의 사람들은 그녀의 진술에 모순점이 있다고 생각할 것이다. 그러나 이 진술이 중독성 사고를 하는 사람들에게는 완벽하게 말이 되는 표현이다. 또한, 이러한 사고의 왜곡이 반드시 중독을 뜻하는 지표는 아니지만, 그 강도나 쓰여지는 빈도로 볼 때 이러한 왜곡된 사고체계는 중독자들 사이에서 흔히 볼 수 있다.

"학기말 보고서를 다 썼어요"라는 말과 "더 손볼 곳이 있어요."라는 말이 상호 모순된다는 사실은 우리 모두 인정한다. 그러나 "이제 제가 혼자서 스스로 *코카인을 끊는 건 절대 불가능하죠. 아마 그럴 것 같아요.*"라는 레이의 진술은 우리가 일단 자세히 분석해보기 전까지는 그 비논리성이 잘 들어나지 않는다. 그렇다고 일상적인 대화에서 우리가 듣는 것을 일일이 멈춰서 분석해볼 시간도 없다. 그래서 우리는 뜻이 제대로 되지 않는 말들에 속아 그냥 합리적이라고 받아들이곤 한다.

어떤 때는 이런 모순들이 미묘하게 숨겨져 있다. 예를 들어, 이혼을 하려는 여자에게 이혼과 연관된 모든 갈등들을 해결했느냐고 물어 봤을 때 "그런 것 같아요."라고 답했다. 이 여자의 대답은 일단 멈추고 분석해 보기 전까지는 별 문제가 없어 보인다. "이혼에 대한 모든 갈등들을 해결했느냐?"라는 질문은 사실, "이혼과 관련된 여러 가지 불확실한 것들을 해결하고 이혼에 따르는 감정적인 문제들도 정리되었느냐?"는 물음이다. 이것이 바로 '해결하다' 라는 말의 의미이다. 따라서 "그런 것 같아요"라는 그녀의 대답은 "내가 확신한다는 점에 대해 아직 확신하지 못한다."는 뜻이 되어 실제로는 의미가 없는 대답인 것이다.

◆ 정신분열증의 사고과정

사고의 왜곡이라는 용어를 완벽히 이해하기 위해서 한 가지 극단적인 예를 들어 보자. 즉, 정신분열증 환자가 사용하는 사고체계와의 비교이다. 정신이 건강한 사람에게는 정신분열증 환자가 가지는 왜곡된 사고가 비합리적이지만, 정신분열증을 앓고 있는 환자에게는 그 사고가 너무나 지당한 것이다.

과대망상을 가진 망상형 정신분열증 환자들에게 익숙한 치료자들은 이 환자들이 세상을 구원할 메시아나 또는 범세계적 음모의 희생자가 아니라는 점을 인정하도록 그들을 설득시킨다는 것이 얼마나 부질없는 짓인가를 잘 안다. 여기서 치료자와 환자는 2개의 전혀 주파수가 다른 사고 즉, 두개의 전혀 다른 사고의 규칙으로 생각하고 있다. 정신이 건강한 사람에게 정신분열성 사고가 불합리한 것과 같이 정상적인 사고도 정신분열증 환자에게는 불합리한 것이다. 전형적인 정신분열증 환자에게 정상적인 사회에 적응하라는 것은 마치 야구팀의 감독이 팀원들에게 공을 발로 차라고 지시하거나, 축구팀의 감독이 선수에게 도루(盜壘)를 지시하는 것과 같은 것이다.

정신분열증을 가진 사람들은 자신들의 사고방식이 대부분의 다른 이들의 사고방식과 다르다는 것을 인식하지 못한다. 그들은 다른 사람들이 왜 자신들을 메시아나 또는 범세계적 음모의 희생자로 인정하지 않는지에 대해서 이해하지 못한다. 그럼에도 불구하고, 일부 치료자들을 포함한 많은 사람들이 정신분열증을 앓고 있는 환자와 말다툼을 벌이고, 환자들이 끝내 그들 주장의 타당성을 이해하지 못하는 것에 대해 좌절감을 느끼곤 한다. 그러나 이것은 마치 색맹(色盲)이 있는 사람에게 색깔을 구분하라는 것과 같은 것이다.

하지만, 정신분열증을 앓고 있는 환자의 사고는 너무도 분명하게 비합리적인 것이기 때문에 그 황당함을 금세 알아차릴 수 있다. 우리가 정신분열증 환자와 효과적으로 의사소통을 하지는 못하지만, 최소한 정신분열증 환자 마음속에 자리 잡고 있는 여러 형태의 망상에 속지는 않는다. 그러나 우리는 중독성 사고로 야기되는 비교적 미묘한 왜곡에는 자주 말려들게 된다.

◆ *중독성 질환과 정신분열증의 유사점*

때때로 중독성 질병을 가진 이들이 정신분열증을 앓고 있는 것으로 오진된다. 다음에 열거한 비슷한 증상들 때문이다.

- 망상
- 환각
- 부적절한 기분
- 매우 비정상적 행동

이 모든 증상들은 화학물질이 뇌에 미치는 유독성 효과의 결과일 수 있다. 이런 증상들은 소위 화학적으로 유발되는 정신병으로 인한 것인데, 이 증상들은 정신분열증의 증상들과 비슷하지만 정신분열증은 아니다. 이러한 증상들은 화학물질의 독성 효과가 없어지고, 뇌의 화학이 정상으로 돌아오면 대체로 사라진다.

그런데, 정신분열증 환자가 술이나 약물을 남용할 수도 있다. 이런 경우 치료는 매우 어려워진다. 정신분열증 환자는 강력한 항정신병 약물의 장기간의 지속투여가 필요한 경우가 많다. 게다가, 그들은 중독자의 치료에서 흔히 효과를 보는 현실 직면적 치료기법을 감당해 내지 못한다. 중독자들에게는 치료자들이 현실 도피를 배척하고 현실에 효율적으로 대처하기 위해 그들이 가지고 있는 여러 기법들을 사용하라고 가르친다. 그러나 현실 대처 능력이 사실상 결핍되어 있는 정신분열증 환자에게는 이러한 요구를 할 수 없는 것이다.

어떤 면에서, 중독자나 정신분열증 환자는 모두 탈선한 열차와 같다. 일정한 노력으로 중독자는 다시 선로로 복귀될 수 있다. 그러나 정신분열증 환자는 탈선된 그 선로에 되돌려 놓을 수가 없다. 정신분열증의 경우 환자를 그 목적지에 이르는 다른 선로로 올려놓을 수가 있다면 그것이 최선책이 될 수 있다. 또 다른 이 선로는 직통 선로가 아니다. 이 선로에는 수많은 갈림길과 분기점들이 있고, 그 어디서든 정신분열증 환자는 바람직하지 않은 방향으로 새어 나갈 수 있다. 이 탈선을 막기 위해서는 끊임없는 주의와 지도가 필요하며, 달리는 속도도 줄이고 궤도를 유지하면서 나아가기 위해 치료 약물의 사용이 필요할 수도 있다.

알코올 중독자나 기타 종류의 중독자들의 사고와 대면하였을 때 정신분열증 환자를 다룰 때만큼이나 어렵고 좌절된다. 정신분열증 환자에게 자신이 메시아라는 확신을 저버리게 하기가 어려운 것과 마찬가지로, 우리는 알코올중독자 자신은 안전한 사교성 음주자라고 한다든지, 안전한 신경안정제로서 술을 마신다지, 또는 마리화나나 코카인을 "오락용"으로 쓰고 있을 뿐이라는 등의 왜곡된 믿음을 떨쳐 버리게 할 수는 없다.

중증 말기의 알코올중독자(또는 기타 약물중독자)를 가까이서 관찰해온 사람이라면 그 중독자의 인생이 지속적으로 망가지는 상황 즉 신체적으로 건강상태도 황폐화되고, 가정이 파괴되며 직장생활도 위태롭게 되는 상황 등을 보게 된다. 이 모든 문제들은 알코올 또는 기타 약물의 사용의 결과로 인한 것이 분명한데도 중독자는 이 사실을 인식하지 못한다. 해당 중독자는 이 모든 문제들이 자신의 음주나 기타 약물 사용과는 아무런 관련이 없는 것이라고 굳게 믿고 있으며, 그러한 자신의 믿음에 대항하는 모든 설득의 논리를 눈먼 장님처럼 전혀 보지 못한다.

중독성 사고와 정신분열증 환자의 사고 사이에는 다음과 같은 분명한 차이가 있다.

- 정신분열증 환자의 사고는 들으면 금방 알 수 있듯이 황당무계하다.
- 중독성 사고에는 매혹적이고 기만적인 피상적 논리가 있다.

중독자는 다른 사람들이 생각하는 것과 같이 항상 의도적으로 남을 속이는 것은 아니다. 비록 결과는 마찬가지지만 그가 반드시 다른 사람들을 의식적으로 그리고 의도적으로 속이는 것은 아니다. 중독자는 자신의 생각에 빠져서 결국 자기 자신을 기만하게 된다.

특히 중독의 초기에는 주위에서 일어나는 현실에 대한 중독자의 전망과 이해가 표면적으로는 합리적으로 보일 수 있다. 앞서 말한바 같이, 많은 이들이 이 중독성 논리에 자연스럽게 말려든다. 중독자의 가족들도 같이 말려들어 결국 그들도 오랜 세월 동안 중독성 사고방식으로 사물을 보게 된다. 중독자의 말은 친구들, 목사, 고용주, 의사 그리고 심지어 정신치료사들 조차도 설득할 수 있는 논리적인 것으로 들릴 수 있다. 중독자의 말 하나 하나가 그럴 듯해 일리가 있어 보이고 사건들을 길게 연결시킨 설명들도 진실로 들릴 수 있다.

◆중독자와 공동 의존자의 강박관념과 강박행동

이같은 자기-기만적 사고의 배신은 화학물질 의존자에게 만이 아니라 그의 공동 의존 가족원에게도 전염될 수 있다. 그렇다면 누가 공동 의존자일까요? 공동 의존에 대해 많은 정의와 설명이 있어 왔는데 가장 포괄적으로 개념화된 것이 멜로디 비티(Melody Beattie)의 정의이다. 즉 "공동 의존자"란 타인의 행동으로 하여금 자기에게 영향을 주게 허용하는 동시에, 그 영향을 끼치는 사람의 행동을 강박적으로 통제하려는 자이다.

이 정의의 중요한 부분이 ***"통제"*** 또는 ***"강박적"***이라는 표현이다. 강박 사고는 다른 모든 생각들을 쓸어내고 정신적인 에너지를 소진시킨다. 강박 사고는 시도 때도 없이 마음속에 침입하고, 이상하게도 이 강박사고를 본인이 없애려 하면 할수록 그 강박 사고의 강도는 더 강해진다. 강박 사고를 떨쳐버리려고 노력하는 것은 마치 감긴 스프링을 눌러서 없애려는 것과 같다. 즉, 스프링을 더 힘주어 누르면 누를수록 스프링은 더 강하게 반항한다.

지나치게 단순화시켜 말하는 위험은 있지만, 중독자는 중독성 화학 물질을 사용에 대한 강박적 충동에 사로 잡혔다고 할 수 있다. 그리고 공동의존자는 중독자의 물질 사용에 대한 "강박관념"이 있으며, 또한 중독자를 통제하려는 욕구를 가지고 있다.

강박사고와 강박행동은 밀접하게 연결되어 있다. “강박신경증”이라는 용어는 정신의학에 분야에서 오래 동안 사용되어 왔다. 강박사고 및 강박행동 모두가 터무니없이 비합리적인 생각이나 행동에 의해 한 개인이 완전히 사로잡히고 또 소진되는 것이 특징이다. 강박사고 신경증이 있으면, 비합리적인 사고로 인해 환자는 고통을 받는다. 강박행동 신경증의 경우에는 비합리적인 행동이 문제가 된다. 이 두개가 정신의학에서 합쳐지는 이유는 강박적 사고를 가진 사람은 거의 예외 없이 강박적인 행동을 동반하기 때문이다. 또한 강박적 행동을 보이는 거의 모든 사람들이 강박적 사고를 가지고 있다. 아래의 예를 통해 어떻게 강박적 사고가 작용하는지는 볼 수 있다.

책상 위의 의자

정신의학을 의대생들에게 가르치는 동안, 최면술에 대해 배우고 싶다는 한 학생을 만났다. 나는 최면에 대해 알게 해주는 가장 좋은 방법은 그에게 최면을 걸어 무엇이 최면 상태인지를 직접 경험하게 하고, 최면상태에서 일어날 수 있는 여러 가지 현상들을 직접 체험으로 배울 수 있는 기회를 주는 것이라고 생각했다.

그 학생은 좋은 최면 감수성을 가졌었고, 그래서 나는 여러 차래에 걸쳐 최면의 다양한 적용 방법들을 보여줄 수 있었다. 또한 그 학생이 최면 후 암시 현상을 이해하기를 원했기 때문에 나는 그에게 다음과 같은 최면암시를 해주었다. “최면상태에서 깨어난 후에 좀 있다가 내가 너에게 신호를 보내겠는데 바로 나의 연필로 책상을 가볍게 톡톡 치는 것이 그 신호다. 그러면, 너는 일어나서,

지금 앉아 있었던 의자를 들어서 내 책상 위에 얹어 놓을 것이다. 하지만 너는 지금 내가 한 이 지시를 기억하지 못한다." 그리고서 나는 그를 최면상태에서 깨웠고, 그리고 최면에 관한 이야기를 계속했다.

잠시 최면에 대한 우리의 이야기가 계속하는 동안, 나는 자연스럽게 그리고 태연하게 연필을 집어 책상을 가볍게 톡톡 치기 시작했다. 그러자 그 학생은 뭔가 확실히 불편해하는 모습으로 안절부절 하기 시작했다. "정말 왠지 모르지만, 내 의자를 들어서 박사님 책상에 올려놓고 싶은 엉뚱한 충동이 있어요." 그는 말했다.

"왜 그러고 싶어지는 것일까?"라고 나는 물어 보았다.

"저도 모르겠어요. 미친 생각이죠. 그런데 꼭 그렇게 해야 할 것 같아요."라고 그는 답했다. 잠시 후 그 학생은 물었다.

"제가 최면상태에 있을 때 이런 일을 지시하셨나요?"

"응, 그랬지."

"그런데, 왜 제가 그것을 기억 못하는 거죠?" 그는 물었다.

"내가 암시를 주어서 그렇지. 내가 최면 중 그걸 기억하지 못할 거라고 지시했거든."

"그럼 제가 그 일을 할 필요가 없는 거죠, 그렇지 않나요?"

"하지 않아도 되지"라고 나는 답했다.

잠깐 뒤에 그 학생은 자리를 떴다. 약 20분쯤 후, 내 연구실 문이 갑작스레 열렸다. 그 학생이 내 연구실로 뛰어 들어와, 의자를 집어 들고 화를 내며 내 책상 위에 올려놓았다. "젠장!" 그 학생은 외치고 돌아서서 화를 내며 나갔다.

이것이 바로 강박 사고 내지 강박 행동의 특징인데, 그것이 최면상태에서 주어진 암시에 의해 일어날 수도 있고, 또는 어디서 나온 것인지 알 수 없는 즉 잠재의식의 욕구에 의해 생길 수도 있다. 의자를 책상 위에 올려놓는 것이 터무니없이 엉뚱한 행위인 것과 같이, 강박적 행동도 터무니없이 비합리적이다. 다만 그 행동을 해야 하는 충동에 대항해서 이를 억제하는 것은 불가능 한 일이다. ***이 충동에 저항하려고 애쓰면 극심한 불안감과 불편함이 증폭되니까 결국 이 극심한 불안의 압력으로부터 해방되기 위해 하는 수 없이 그 행동을 해야 된다.*** 그런데, 강박적 사고 및 충동을 따라하는 행동으로부터 얻는 이 해방감의 기간은 매우 짧고 금방 강박적 충동이 다시 돌아오는데, 이때는 전보다 그 충동의 힘이 더 강하다.

공동 의존자들도 중독자의 행동이나 그의 중독성 화학물질 사용을 통제하려고 할 때는 이와 유사하게 강박적이 된다. 이들은 중독자를 도와야 한다는 생각에 강박적으로 사로잡히고, 이 노력이 실패했을 때는 그 중독자를 처벌해야 한다는 강박적인 생각에 사로잡힌다.

◆ 중독자와 공동 의존자의 유사점

중독자의 행동과 공동 의존자의 행동에는 현저한 유사점이 있다. 중독자들은 중독성 화학 물질 사용의 파괴적인 결과는 피하는 한편 그 물질을 계속 사용할 수 있는 새로운 방법을 끊임없이 찾는다. 어떤 이는 음주나 코카인 사용을 "오직 주말에만" 한다든지, 또는 사용하는 용량이 원하는 절정의 쾌감을 가져 오기에 충분하되 중독상태(重毒狀態)까지는 미치지 않을 정도로 조절하려고 한다. 이런 조절노력이 실패했을 때, 중독자는 "나는 내가 물질 사용을 통제할 수 없다"라고 결론짓지 않는다. 그 대신 그들은 스스로에게 "그 방법이 나한테 맞지 않았을 뿐이야. 효과 있는 다른 방법을 찾아야지"라고 말한다.

같은 맥락에서 공동 의존자들은 중독자로 하여금 그 물질을 끊게 하는 시도가 효과가 없었는데도 불구하고, 그 중독자를 통제할 방법이 없다고는 결론을 내리지 않는다. 오히려 그들은 효과를 볼 수 있는 새로운 방법을 찾아 나선다.

◆ 원인과 결과

중독자들의 왜곡된 사고가 중독의 원인이 되는 것인지, 아니면 왜곡된 사고가 중독으로부터 오는 것인지, 이것은 간단치 않은 질문으로 그 인과관계를 쉽게 판가름할 수 없다. 중독자가 치료를 받게 될 때쯤이면, 보통 몇 번의 원인과 결과가 맴도는 주기를 거친 후라서, 어느 것이 원인이고 결과인지 알아내려는 사람이 오히려 난처한 상황에 빠지기 쉽다. 그러나 그 사람의 사고과정이 중독에 공헌했는지, 중독성 사고가 중독의 증상인지를 논하는 것은 사실은 중요하지 않다. 어떤 경우이었건 간에 치료와 회복은 반드시 그 어느 시점에서 시작을 해야 하기 때문이다. 현재 중독성 화학 물질을 사용하고 있다는 것은 치료의 성공을 방해하므로, 일단 물질 사용의 중단이 우선 되어야 한다. 상당한 기간 물질 사용의 단절이 지속되어 뇌가 더욱 정상적으로 다시 제 기능을 할 수 있게 되어야 비로소 중독자들은 그들의 중독성 사고에 관심의 초점을 맞출 수 있다.

이 책은 중독된 사람과 공동 의존자들이 자신들의 사고과정을 분석해 보는데 도움을 주어 중독성 사고의 극복을 시작할 수 있도록 하기 위해 쓰여진 것이다.

중독성 사고

Chapter 2

자기기만 및 중독성 사고

중독자들이 자신의 왜곡된 사고에 말려들어 자기 자신이 그 희생양이 된다는 사실을 깨닫는 것은 대단히 중요하다. 그리고 그 중요성은 내가 아무리 강조해도 지나치지 않다. 이 점을 이해하지 못한다면 우리는 중독자들을 다룰 때 계속 좌절감과 분노를 느끼게 된다.

종종 회복 중에 있는 중독자들의 오래된 음주 또는 기타 물질 사용의 과거 이야기를 듣고 있으면 웃음이 나는데, 그 이유는 그들의 중독성 사고가 우스꽝스럽고 또한 행동이 황당무계하기 때문이다. 그러나 이것은 마치 바나나 껍질에 미끄러지는 사람을 보고 있는 것과 같다. 웃음을 그치고 나면 우리는 넘어진 사람이 매우 심하게 다칠 수 있었다는 것을 알게 된다. 마찬가지로 우리가 중독자의 지난 날의 여러 가지 기행을 들으며 웃으면서도, 그 사람의 중독이 한창일 때 그가 엄청난 고통을 받았으며, 또 많은 사람들이 아직도 이와 같은 고통들을 받고 있다는 사실을 알아야 한다.

◆ 중독성 사고와 지적 능력

회복 중에 있는 알코올중독자인 알렌은 이전에 다른 사람들이 아무리 말을 해주어도 그의 음주가 주는 영향에 대해 전혀 무관심했다. 알렌은 맥주만을 마셨기 때문에 자신은 알코올 문제가 없다고 굳게 믿었다.

마침내 알렌은 신체적으로 쇠약해져서 몸에 뭔가가 잘못되었다는 사실을 더 이상 부인할 수 없게 되었다. 그는 일단 하루에 맥주 반 박스를 마시는 것이 너무 많은 수분을 소비하는 것이라는 결론을 내렸다. 그래서 그는 맥주대신 스카치와 소다로 바꾸었다. 그랬는데도 신체의 증상이 더 악화되자 그는 그것이 소다 때문이라 결론짓고, 위스키와 소다 대신 물을 섞어 마시기 시작했다. 그의 증상이 더 악화되자 그는 물을 빼고 위스키만 마셨다.

이것이 합리적인 사고라고 할 수 있나? 물론 아니다. 그렇다면 정신병적 사고로 분류할 수 있을까? 정신병에 대한 최근의 정의에 의해서도 그렇지 않다. 정신병은 인격의 혼란과 현실 검증능력의 상실이 특징인 주요 정신 장애라고 정의한다. 그러나 분명히 알렌의 사고는 정상적인 사고와는 다르다.

중독성 사고는 지능에 의해 영향을 받지 않는다. 고차원의 지적 수준을 가지고 활동하는 사람들도 이러한 왜곡된 사고에 취약하기로는 다른 사람들과 마찬가지이다. 사실인즉, 비범하게 지적 능력이 높은 사람이 종종 좀더 강도가 높은 중독성 사고를 갖는다. 따라서 지적 수준이 높은 사람들이 가장 치료하기 힘든 환자들일 가능성이 크다.

변호사와 칠면조

매우 명석하고 유능한 변호사인 크리스틴은 AA 모임에 참여하기를 완강히 거부하였는데, 그 이유인 즉 그녀가 알코올중독자라는 사실이 알려지면 그녀의 직업 경력과 지역사회에서의 명예로운 신분이 훼손될지도 모른다는 걱정에서다. 그러나 그녀의 도움에 대한 감사의 표시로 한 고객이 다가올 추수감사절을 맞아 칠면조를 포장하여 그녀를 찾아가 선물로 준 것이 계기가 되어 결국 크리스틴의 마음이 바뀌었다.

크리스틴은 그 날 오후, 선물로 받은 칠면조를 포장지로 싸들고 변호사 사무실에서 나와 차가운 비를 맞으며 걷던 일을 회상하였다. 그녀가 다음으로 기억하는 것은, 시내 도심가에 있는 한 오피스 건물 벽에 기대어 포장지가 비에 젖어 씻겨 내려간 후 벌거벗은 칠면조를 품에 앉고 있는 그 모습이다. 누군가 그녀를 봤다면 그녀가 취중이었다는 것을 정확하게 짐작하고도 남는다. 대로변에 이런 창피한 모습으로 돌아다닌 일도 있었던 그녀가 AA모임을 위해 AA 모임이 열리는 교회로 걸어가는 것을 누가 보는 것이 너무 창피해서 그 모임에 못간다는 것이다.

어째서 이렇게 명석한 머리를 가진 여인이 그 분석적인 마인드로 이러한 어리석은 추리를 스스로 막지 못했을까? 이것은 명석한 사람이라고 정신병, 노이로제 또는 우울증에 면역이 되지 않는다는 사실과 같은 이유에서이다. 일단 중독성 화학 물질에 대한 심리적 육체적 갈망이 생기면, 마치 뇌물이나 다른 사적 이익 등에 의해 사람의 판단이 왜곡되는 것과 같이 인간의 사고에 큰 영향을 준다.

중독성 화학 물질에 대한 욕구가 너무도 크기 때문에, 이 욕구가 술을 마시거나 또는 물질의 사용을 허용 또는 제지하는 그 사람의 사고 과정을 좌우한다. 그리고 한 인간이 가진 파괴적인 습관을 계속하게 만든다는 것, 그것이 바로 중독성 사고의 기능이다. 머리가 명석한 사람일수록, 술을 계속 마시고, 단주하는 것을 거부하고, AA(익명의 알코올 중독자 모임)나 NA(익명의 마약중독자 모임, 마약을 끊기 위한 단약자들의 자조모임-역자주) 등이 아무 이득이 없는 무가치한 조직이라고 생각하는 그러한 자기주장의 내용들이 더욱 기발하다.

중독성 사고가 논리적인 사고와 다른 점은 중독성 사고는 상황의 사실들이나 증거를 바탕으로 결론을 도출해 내는 것이 아니라, 그와 정 반대로 논리를 전개한다(즉, 결론부터 먼저 내려놓고 거기에 필요한 사실관계나 증거를 찾는다). 중독자들은 일단 "나는 알코올(또는 약물)이 필요해"라는 결론을 먼저 내리고 시작한다. 그리고 이 결론을 가지고 논리적이든지 아니든지, 사실들이 뒷받침되든지 안되든지 상관없이 오직 이 필요를 합리화시키는 쪽으로 이야기를 만든다.

◆ *왜 청소년은 마약을 사용하고 부모들은 술을 마시나?*

중독성 사고를 이해하면, 알코올 중독이나 약물 남용을 방지하려는 노력이 실패했을 때 그 실패 원인을 납득하는데 도움이 된다. 우선 겁이나 충격을 주는 방법은 효과가 없는 것이 보통이다. 저명인사들의 약물과 관련된 사망, 또는 코카인과 해로인 같은 마약의 위험에 대한 적극적인 언론 교육에도 불구하고 많은 사람들은 아직도 약물의 신비에 매혹되어 있다. 그리고 중독 결과로 인해서 나타나는 해악들, 예를 들어 중독으로부터 헤어나지 못하는 절망상태, 막대한 금전적 부담, 법적 문제들 그리고 사망의 위험 등, 이런 해악들이 그들의 머리에 잘 등록이 되지 않는다.

청소년들에게 약물의 유혹에 대해 단지 *"싫어요."라고 거절하라*는 캠페인은 우리에게 중요한 것을 깨닫게 한다. 이 캠페인 슬로건에 대해 어떻게 생각하냐고 물어보면 많은 청소년들이 대답한다. "왜냐구요? 그 말 말고 뭐가 있나요?"

"미국의 꿈"(아메리칸 드림)에서 소외되었다고 느끼는 일부의 청소년들은 약물 사용만이 자신들이 이룰 수 있는 유일한 충족이라고 믿고 거기에 손을 댄다. 반면에 성공의 기회가 없었던 청소년들은 자신들이 성공할 수 있는 능력에 대한 자신감이 부족하다고 느낀다. 또 다른 청소년들은 자신들의 쾌락을 왜 포기해야 하는지 모른다.

쾌락의 추구나 또는 불편함을 없애는 것이 인생의 궁극적 목적이 된다고 하면, 많은 사람들 특히 청소년들이 이러한 목적을 달성하기 위해 중독성 화학 물질에 의존하게 될 것이다. 마음의 변화를 일으키는 화학 물질이 우리에게 바람직한 감각을 가져다 줄 수 있다는 것은 부인할 수 없다. 그러므로 이러한 물질이 주는 쾌감의 황홀경 추구를 단념시키려면 우리가 청소년들에게 이 쾌감을 희생시켜야 한다는 확신을 심어주어야 한다. 그런데 청소년들은 자신은 화학 물질의 해독 효과에 대해 면역이 되었다고 생각하기 때문에, 충격을 주는 경고만으로는 제지 효과가 없다. 청소년들에게 화학 물질을 피하고 그래서 삶의 진정한 행복을 즐길 수 있는 건강하고 생산적인 성인이 되라고 말하면, 그들은 말 또는 행동으로 "왜 기다리죠? 술 한잔하면 당장 인생을 즐길 수 있는데."라고 반응한다. 문제를 더욱 어렵게 만드는 것은 우리의 문화가 기다림을 없애는 과학기술 속에서 번영하고 있다는 사실이다. 우리는 전자레인지, 팩스, 휴대전화 및 다양한 패스트 푸드 등의 열광적인 소비자이다. "행복"이란 인생의 후반기에 오는 것이라는 비젼을 잘 설명해주어도, 이미 널리 확산되어 있는 즉시 만족(instant gratification)에 대한 사회적 공감대는 오래 기다리는 것은 참을 수가 없는 것으로 만들어 버렸다.

청소년들의 중독성 화학 물질 사용을 효과적으로 방지하기 위하여, 우리는 그들에게 첫째로, 감각적인 만족이 아닌 다른 인생의 궁극적인 목표들을 설정할 수 있도록 해주고 둘째로, 기다림에 대한 참을성을 길러 주어야 한다. 우리의 현재 문화는 이 두 가지 변화를 잘 받아들일 것 같지 않다. 오히려, 우리 문화는 중독성 사고를 잘 용납 한다.

중독자들은 중독성 화학 물질을 시작하기 전에 이미 사실을 봉

쇄하는 중독성 사고의 패턴을 가지고 있었는지도 모른다. 예를 들어, 코카인의 사용을 생각하고 있는 청소년들은 그 때문에 올 수 있는 엄청난 손해는 안중에 없고, 오로지 코카인이 주는 "황홀감"의 유혹에만 이끌린다. 그러고 보면, 중독성 사고가 모두 화학 물질이 뇌에 주는 효과라고만 비난할 수는 없는 것이다.

흥미 있는 사실은 중독성 사고의 또 하나의 특징은 중독자 자신에 대한 생각은 왜곡되지만, 그의 타인에 대한 태도에는 영향을 주지 않는다. 그래서 술을 마시는 알코올 중독자 부모들은 자신의 아들이나 딸이 약물이 갖는 파괴적인 효과를 이해하지 못하는 것에 대해서 몹시 좌절한다. 동시에, 코카인을 복용하고 있는 자녀는 술로 인해 죽음의 문턱까지 갔었던 부모가 왜 또 다시 술을 마시는지 도저히 이해하지 못한다.

여기서 한 가지 중요하기 때문에 꼭 기억해야 할 것은 *"중독성 사고는 중독환자 스스로가 혼자서 밝힐 수 있는 것이 아니라 반드시 중독자의 외부로부터의 지적이 있어야 인식이 가능하다"*는 사실이다.

◆ *중독성 사고의 자기기만*

누구나 중독성 사고에는 잘 "속아 넘어가는데", 이 기만적인 사고로 인해 제일 많은 영향을 받는 사람은 다름 아닌 중독성 사고를 하는 장본인 즉 중독자 자신이나 공동 의존자이다. 다음의 예가 이를 잘 설명해 준다.

"중독치료를 받는 것이 정직하지 않는 행동이다"

55세의 남성인 마틴은 자신의 알코올 중독에 대해 주위 사람들의 직면이 있은 후 나에게 상담을 청하였다. 그의 전처, 네 자녀, 직장상사 및 2명의 가까운 친구들은 그의 지나친 음주가 그들의 삶에 얼마나 해를 주고 있는지 이 사실을 마틴에게 직면시켰다. 예를 들면, 마틴의 직장 상사는 그의 정직하지 못한 근무행태 때문에 그를 해고할 것이라고 위협했다.

마틴은 주위 사람들의 이러한 직면이 그의 "눈을 뜨게 했다"고 말했다. 몇 주전 마틴은 음주운전 사고를 냈었으나, 그 문제에 대해선 일절 부인했다. 그러나 그를 아끼는 주위 사람들이 진심으로 그가 도움을 받도록 노력하자, 그는 단주해야 겠다는 사실을 깨달았다. 사실인즉 마틴은 주위의 이러한 간섭이 있은 뒤, 10일 정도 술을 마시지 않았다.

나는 마틴에게 그의 단주 결심은 회복을 향한 훌륭한 출발이지만, 결심만으로는 알코올중독을 극복할 수 없다고 말했다. 나는 치료는 절대적으로 필요하다고 강조하였고 마틴에게 입원치료와 집중 통원치료 중 하나를 택할 수 있게 해주었다.

그러나 마틴은 치료 프로그램에 들어가는 것을 거부하였다. 비록 자녀들의 사랑이나 그들과의 사이가 멀어지는 것을 원치 않았고, 직장을 잃고 싶지도 않았지만, 그는 진심으로 그런 치료에는 임할 수 없다고 하였다. 왜?

마틴이 외부의 도움 없이도 단주할 수 있다고 자신이 확신하기 때문이었다. 그래서 그가 만일 치료가 필요치 않은데도 오직 그의 가족과 직장상사를 만족시키기 위해 병원에 치료를 받으러 간다면, 이것은 자기 자신에게 정직하지 않은 것이 되기 때문에 이런 부정직한 짓은 자기가 할 수 없다는 것이다.

이 터무니없는 설명에 웃음이 터져 나올 뻔했지만 비극적으로 자기 자신을 속이고 있는 이 사람에 대한 안타까운 심정에서 그냥 참아 주었다. 오랜 세월에 걸친 알코올 중독으로 마틴은 자신의 가족들 친구들 및 직장 상사에게 자주 거짓말을 해왔다. 또 오랜 세월 동안 그는 정직하지 못했다. 그럼에도, 마틴은 치료에 임하는 것이 "정직하지 못한" 행동이기 때문에 생각할 수도 없는 일이라는 것이다. 자신이 외부의 도움을 받지 않는 것이 자신의 정직에 대한 신념 때문이라고 그는 정말 믿고 있었던 것이다! 이것이 바로 중독성 사고의 자기 기만이다.

단지 사회적 관계를 위해 술을 마시는 것 뿐인데

중독성 사고의 또 다른 좋은 예로 수 년 간 과음을 해 왔던 한 탁월한 심장 내과 전문의를 들 수 있다. 과음의 세월이 계속되면서 그는 아침에 숙취 증상을 경험하기 시작했다. 그는 매일 사무실과 병원에 출근하였지만 오전은 거의 다 숙취에 시달렸다. 그럼에도 그는 자신이 "단지 사회적 관계를 위해서만 술을 마시는 것"으로 알고 있었다. 그는 한때 자신의 위장에서 알코올 흡수 기능에 장애가 있다고 믿었다. 즉, 밤새 지나치게 많은 양의 알코올이 그의 위에 남아 있다고 생각한 것이다.

이 의사는 자신이 소화기능 연구에 학생으로 참여했던 의대시절을 기억하였다. 그때 그에게 일정량의 음식이 투여되었고 45분 후에 그의 코를 통해 위장으로 튜브가 삽입되었다. 그리고 튜브를 통해 추출된 위 속의 음식물 내용이 분석을 위해 검사실로 보내졌었다.

"그때 튜브가 나의 코를 통해 위 속으로 들어갔는데 곧 익숙해졌지요"라고 그 의사는 회상하였다. 그리고 "이 방법을 사용하면 아침에 겪는 숙취의 고통을 해소할 수 있을 거라는 생각이 들었습니다. 그래서 자기 전에 튜브를 넣어서 위 속에 있는 것 모두 비워내곤 했어요. 그랬더니, 제 예상대로 그 다음날 아침 기분이 훨씬 좋아졌어요. 그래서 이 방법을 6주 정도 계속했지요." "내가 튜브 사용을 멈춘 단 한 가지 이유는 그 튜브가 제 목을 자극한 나머지 저의 후두가 거의 막혀 버렸기 때문이죠. 그래서 외과적 기관지 절개수술을 받아야만 숨을 쉴 수 있게 될지도 모른다는 생각이 들었습니다."

그 심장병 전문의는 말을 계속하면서 "하지만 그 6주 동안에 단 한 번도 사회적인 관계를 위해 술을 마시는 사람이 왜 매일 밤 위를 비워야 하느냐고 자문해 본적이 없었습니다!"

◆ *자기 기만과 12단계 프로그램*

12단계 프로그램에 참여하는 것은 회복을 위해 매우 중요한 일이다. 그러나 12단계 프로그램이 완전단주(完全斷酒)를 강하게 요구하기 때문에 많은 사람들이 이에 참여하기를 꺼려한다. 그러나 많은 알코올 및 기타 중독자들은 완전 단주 때문에 참여를 꺼려한다는 그 사실을 부정하면서, AA에 참여하지 않는 다른 합당한 이유가 있다고 믿는다.

한 알코올 중독자는 "나는 AA가 나의 전처가 사는 아파트에서 바로 한 블록밖에 떨어지지 않은 곳에서 모이기 때문에 참석할 수가 없다."고 해명했다. 그는 그가 사는 지역에 140곳 이상의 각각 다른 장소에서 매주 단주모임이 열린다는 사실을 편리하게도 인정하지 않았다.

이와 같은 자기기만은 다음의 예에서 나타난 것처럼 공동 의존자에게서도 볼 수 있다.

"나는 절대로 알아넌(Al-Anon, 알코올 중독자 가족모임)에 갈 수 없어요."

한 금융전문가의 아내가 남편의 알코올중독 문제로 나와 상담한 일이 있었다. "남편의 음주가 갈수록 늘고 있어요. 이제는 직장에서 돌아오면 TV 앞에 맥주 상자를 옆에 놓고 앉아서 그 자리에서 다음 날 아침에나 깨어나요.

아직까지는 매일 아침에 제 시간에 출근을 해요. 그러나 머지않아 틀림없이 직장에 결근하거나 술이 취한 채로 출근할 거예요. 백일하에 모두 공개될 것이 뻔해요. 얼마 안 있어 직장을 잃을 것 같아요."

그 부인은 지난 몇 년간 남편의 알코올 중독으로 가정이 얼마나 황폐해졌는지를 설명했다. 부자지간의 대화가 끊겼으며, 부부가 동반하여 사회 생활을 하는 일도 없어졌다. 부부 간의 성관계도 더 이상 갖지 않게 되었다.

그 금융전문가의 아내는 지금까지는 남편의 알코올중독으로 생긴 모든 문제를 참고 견디어 왔다. 이제 남편이 자신의 직업과 가족 살림살이를 망치는 시점에까지 다다르자 그녀는 무언가를 해야 한다고 느끼게 되었다.

그녀는 남편에게 수도 없이 도움을 받도록 설득하려 했으나, 남편은 자신에게는 아무런 문제가 없다고 믿고 부인의 조언을 매번 거절하였다. 그는 부인에게 자신의 이런 모습이 싫으면 집을 나가도 좋다고까지 했다.

부인도 아들도 이런 상황에서 아무런 영향력이 없었기에, 남편과 대면해서 맞서보았자 아무 소용도 없었다. 만일에 부인이 남편과 맞서서 설득하려 해봤자 남편은 계속해서 술 문제에 대해 도움받길 거부할 것이며, 자기나 아들에게는 집을 나가라고 할 것이라고 그녀는 믿었다.

이 남편에 대한 효과적인 접근 방법이 없을 것 같아 나는 그 부인에게 자기 자신에게 필요한 것들에 대해서 관심을 갖기 시작하고 알아넌 모임에 참석하라고 제안했다. 나는 또한 부인에게 그의 남편과 거의 동일한 음주력을 가진 중독자로 현재 성공적으로 회복중인 로버트라는 회계사와 만나는 것을 알선해 주었다.

내가 알선한 이 만남에서 회복중의 회계사는 자신의 아내가 자기를 단주시키려 했던 노력이 얼마나 무익한 것이었는지, 그리고 그의 알코올중독이 직장에서도 잘 알려지는 지경에 이르기까지 얼마나 계속 마셔댔는지 설명해 주었다. 해고의 위협에 처해 비로써 로버트는 치료를 받게 되었다. 마침내 술을 끊기로 결심하기까지 그는 많은 어려움을 겪었었다.

“제 집사람은 현재 알아넌 모임(알코올 중독자 가족 모임)에 다니고 있어요.”라고 로버트는 말했다. “아마 제 집사람이 알아넌 모임에 좀 더 일찍 나갔다면, 내가 더 빨리 정신을 차릴 수 있었을 것이고 저의 회복 과정은 훨씬 수월할 수 있었을 겁니다."

"제가 이제라도 알아넌 모임에 나가시라고 권하겠어요. 저의 집사람이 기꺼이 부인께서 처음 참석하시는데 같이 가 드릴 겁니다. 오늘 밤이라도 좋습니다."

그러자 금융전문가의 부인은 머리를 저으며, "아! 안 돼요."라고 말했다. "그 알아넌 모임엔 절대 가지 못합니다."

"왜 안 되죠?"라고 나와 로버트는 물었다.

"누군가 나를 알아보고 내 남편이 알코올 중독이라는 사실을 알게 되면 어떻게 하죠? 그러면 소문이 떠돌고 내 남편이 단골 고객을 다 잃어버리게 될 겁니다. 누가 알코올중독자에게 그들의 자산관리를 맡기겠어요?"

나는 그녀의 말을 참고 들을 수가 없었다. "제가 납득하기 어려운 점이 있는데요."라고 나는 말했다. "부인께선 남편의 알코올 중독으로 생긴 모든 문제들을 잘 견디어 왔다고 하셨습니다. 부인께서 절 찾아오신 이유는 남편의 문제가 세상에 노출되는 것이 시간문제이고, 이로 인해 남편이 정직 처분될 것이기 때문이 아닌가요? 상황이 이렇게 급박해 보이는데 왜 알아넌 모임에 나가시는 것을 꺼리시나요? 부인께서 하신 말씀대로라면, 남편의 알코올 중독을 당장 잡지 않으면, 남편께서는 해고보다 더욱 심각한 바닥치기를 하게 되실 겁니다. 또한, 로버트 회계사의 말을 들어보니까, 그의 부인이 알아넌 가족 모임에 참가한 것이 실지로 그런 파국이 일어나는 것을 막았다고 하지 않습니까."

그러나 우리 둘이서 뭐라고 하던, 그녀는 자신의 주장을 굽히지 않았다. 그녀는 남편의 문제가 세상에 알려질까봐 알아넌에 갈 수 없다는 것이다. 그녀는 자신이 두려워하는 파국적인 결과를 피하는데 도움이 될 수 있는 유일한 방법이 알아넌이라는 사실을 이해하지 못하였다.

"저는 그 사람들과 공통점이 하나도 없어요."

또 다른 예를 들면, 해독치료 후에 재발한 한 여성 기업간부의 남편이 도움을 청한 일이 있었다. 그는 그의 아내가 AA 단주모임에 나가기를 거부한다고 했다. 병원에서 퇴원한 후, 그녀는 몇 차례 단주 모임에 참석했으나 그 모임이 자기에게 도움을 주지 못한다고 믿는다는 것이다.

다른 참석자들과 자신은 다르다는 것이 그녀의 이유였다. 즉, 자신은 다른 사람들과 아무런 공통점도 가지고 있지 않다고 그녀는 믿고 있었다.

나는 그의 남편에게 그녀가 AA에 나가는데 대해 저항하는 것은 흔히 있을 수 있는 일이라고 말해 주었다. 결국 AA에 나가면 다시는 술 마실 수 없다는 사실을 배우게 될 텐데 그 얘기 듣는 것을 그녀가 달가워할 리가 없다.

"알아넌 프로그램에 나가 보니까 어때요?" 나는 물었다.

"저 이제 거기 안 가요." 그는 대답했다. "그 모임에 두번 나가 봤는데요, 저한테는 맞지 않는 것 같아요. 거기 나오는 사람과 나는 공통점이 하나도 없어요."

나는 그가 그의 부인과 똑같은 대답을 흉내내고 있다는 사실을 환기시켰다. 그녀가 다른 알코올중독자와 다르다고 느껴서 회복 프로그램에 참가하지 않는다고 비난했던 그였지만, 그도 역시 아내와 같은 이유로 회복자 가족 프로그램을 회피하고 있었다.

변화에 대한 불안이 너무도 강하기 때문에, 이와 같은 사례에서와 같이 사람들은 스스로 모순된 행동을 하게 되는 것이다.

◆ 변화를 가져 오려면

어째서 사람들은 명백한 자기모순에 빠지고 또 이 사실을 지적해 주어도 그걸 깨닫지 못하는 것일까? 한 마디로 말하자면 '부정(否定, denial)' 때문이다. 중독자의 대부분이 왜곡된 사고로 이와 같이 '부정'을 하는 주된 이유는 변화에 대한 강렬한 저항 때문이다. 어떻게든 현실을 부인할 수 있으면, 중독자들은 이전과 같은 행동을 계속할 수가 있다. 그러나 중독자가 만일에 현실을 인정 한다면, 이는 변화라는 매우 어려운 과정으로 들어가게 된다는 것이다.

종종 사람들은 변화가 다른 사람들에게 일어나는 한, 문제 삼지 않는다. "내 배우자가 좀더 마음씨가 자상하다면, 난 지금처럼 그렇게 술을 마시지 않을 것이다."라고 말하는 알코올 중독자들은, 실은 "내가 변화할 필요는 없어. 내 배우자가 변해야 해. 그러면 내게는 문제가 없어"라고 말하고 있는 것이다.

예를 들어, 공동 의존자들은 전문가가 환자들의 중독성 물질의 사용을 멈추게 할 수 있는 방법을 가르쳐 줄 수 있다고 생각하고 도움을 얻기 위해 찾아온다. 그들은 자신들이 중독자의 행동을 바꿀 수 없고 그래서 그들이 무기력하다는 것을 알았을 때 실망하게 된다. 이런 정황에서 전문가가 공동 의존자들에게 그들이 자신의 행동을 관찰하고 스스로 변화하기 시작해야 한다고 권면하면, 그들은 뒷걸음치고 물러나 버린다. 그들은 알아넌 모임에서 사람들이, "우리는 배우자를 변화시키기 위해 여기에 온 것 아니라 우리 스스로 변하려고 온 것입니다."라고 일러주면 그 모임을 그만두기가 일수이다. "내 자신을 변화시켜야 한다구요?"라고 반박하면서 "왜 내 자신이 변해야 하지요? 술을 마시고 있는 건 내가 아닌데!"라고 반발한다.

실험 : 변화의 어려움

재미 삼아 다음의 실험을 해 보자. 여러분 가슴 위에 두 손을 겹쳐 놓고, 그리고 여러분 손의 위치를 살펴보자. 여러분 중, 어떤 사람은 왼손을 오른손 위에 놓았을 수도 있고, 어떤 사람은 오른손을 왼손 위에 놓았을 것이다.

어느 손이 위에 있는지를 안후에 겹친 손을 제자리에 돌려놓는다. 이제 다시 한번 손을 가슴 위에 겹쳐 올려놔 보자. 단, 이번에는 위에 놓는 손을 바꾸어 보자. 즉, 이전에 오른 손을 왼손 위에 놓았다면, 이번에는 왼손을 오른손 위에 놓아 보자.

아마 여러분은 뭔가 어색하다는 느낌을 받을 것이다. 이전에 두 손을 겹쳤던 방식이 정상적이고 더 편하다. 새로이 겹쳐진 두 손은 이상하게 느껴질 것이고, 이 자세로는 결코 편하지 않을 것 같다고 느낄 것이다.

두 손의 위치를 바꾸는 것만으로도 이렇게 불편하다면, 여러분의 행동이나 삶의 양식을 바꾸는 것이 얼마나 불편할 것인지 이해할 수 있을 것이다.

◆ 인식의 왜곡

중독성 사고의 여러 가지 특징은 중독자에게서만 아니라 공동 의존자에게도 볼 수 있는데, 그 이유는 그 특징들의 근원이 유사하기 때문이다. 즉, 낮은 자존감이 그것이다.

신체적 원인에서 비롯되지 않은 대부분의 감정 문제들은 어떤 형태로건 낮은 자존감과 관련이 있다. 낮은 자존감은 사실의 근거 없이 자기 자신에 대해 부정적인 감정을 갖는 것을 말한다. 다시 말하면, 어떤 사람들은 자신에 대해 과대망상과 같은 왜곡된 자기 인식을 갖는 것과는 반대로 자존감이 낮은 사람들은 자신이 열등하고 무능력하며 무가치하다는 망상을 가지고 있다. 이상하게도, 자신이 뭔가 부족하다는 강한 열등감은 대부분 능력이 있는 사람들이 가지고 있다.

만일에 우리가 자신에 대한 인식을 올바르게 가지고 있지 않으면 적응하는데 차질이 있을 수 있다. 현실을 정확히 인식할 때만이 우리는 현실에 잘 적응할 수 있다. 우리의 현실을 구성하는 주요 요소들을 우리 스스로가 창조해 나가고 있기 때문에 만일에 우리 스스로에 대한 견해가 비현실적이라면, 우리는 현실을 왜곡하게 되는 것이다.

나는 물질 의존자 중에서 물질 사용 이전에 열등감을 가지고 있지 않은 사람을 본 적이 없다. 그들은 종종 삶의 모든 면에 있어 자기 자신이 부족하며 무가치한 존재라는 생각에 사로 잡히기도 하고, 때로는 자신들의 특정 전문분야에서는 능력에 대해서 매우 자신 있어 하기도 하지만, 한 인간으로서, 배우자로서, 동역자로 또는 부모로서는 자신이 부적합하다고 생각한다.

어떤 사람들은 자신의 낮은 자존감때문에 삶의 고통과 도전으로부터 도피하기 위해서 물질을 사용한다. 또 어떤 사람들은 자신은 물질 사용을 하지 않는 맑은 정신 상태를 유지하면서 물질에 의존하는 사람을 조정하거나 고통을 주면서 자기 자신은 충분히 가치있는 사람이라고 느끼면서 감정적으로 보상을 받기도 한다.

◆ *3C의 법칙*

알아넌(Al-Anon)에서는 소위 "3C의 법칙"을 주장한다. 즉, '중독'은 여러분이 야기한(Cause) 것이 아니고, 여러분이 스스로 통제할(Control) 수도 없으며, 여러분 혼자서 치유할(Cure) 수도 없다는 것이다. 그러나 많은 사람들은 타인의 중독에 대해 자신이 책임이 있다고 느끼고, 따라서 그 사람을 통제하려 하며 또 그들을 치유할 수도 있다고 믿는다.

공동 의존자들은 때때로 ***"나는 만능이기 때문에 내가 중독을 일으키게 할 수 있고, 중독을 통제할 수 있고 고칠 수도 있다"***고 믿는 것 같다. 그러나 이러한 믿음은 우월감이나 오만의 표출이 아니다. 정반대로, 이러한 느낌들은 열등감에 대한 방어기전인 경우가 많다.

위에서 말한 "3C의 법칙"은 열등감을 공개적으로 인정하는 것과 연결되기도 한다. 예를 들어, 한 공동 의존자의 생각이다. ***"내 딸의 중독문제는 다 내 잘못이야. 내가 부모 노릇을 더 잘했더라면 내 딸이 중독에 빠지지 않았을꺼야. 내 딸이 필요했던 사랑과***

지지를 내가 충족시켜 주었더라면 그 애가 의존성 약물을 찾지 않았을꺼야. 내 딸의 중독문제는 나의 불찰이라고. 내가 좀더 나은 인간이었다면, 내 딸은 의존성 물질을 조금만 사용했던지 또는 사용을 했어도 이미 끊었을 거야." 이와 같은 느낌은 가까운 이가 중독 초기 있을 때 그의 공동 의존자가 흔히 갖는 것이다.

중독성 사고의 자기 기만적인 특징들을 공동 의존자들도 공유하고 있다. 양쪽이 모두 부정(否定), 정당화(正當化) 및 투사(投射)의 기전들을 가지고 있다. 또한 양쪽이 모두 모순된 사고들을 공유하며, 자신을 변화시키는데 대한 강력한 저항과 남을 변화 하려는 욕구가 공통적으로 존재한다. 또한 양쪽이 모두 조정에 대한 망상과 낮은 자존감을 예외 없이 가지고 있다. 이렇게, 중독성 사고의 모든 특징들이 양쪽에 다 가지고 있고, 유일한 차이점이 있다면 그것은 아마 의존성 물질의 사용을 하느냐 또는 안하느냐의 여부일 것이다.

중독성 사고

Chapter 3

중독자의 시간개념

"내가 마음만 먹으면 언제든지 끊지."

중독자들이 가장 흔히 하는 말을 알아 맞추는 시합이 있다면 바로 이 말이 우승할 것이다.

중독자들을 관찰해온 사람이라면 누구나 그들이 수도 없이 약물 사용의 단절을 결심을 하고 실지로 "끊으려는" 시도를 한다는 사실을 잘 알고 있다. 혹은 몇 시간, 몇 일, 경우에 따라서는 몇 주에 걸쳐 실제로 끊기도 한다. 그러나 중독자들은 오래지 않아 중독 생활에 되돌아간다. 그리고 이 악순환은 몇 년이고 계속된다.

중독자는 결코 언제든 원한다고 완전히 끊을 수는 없다. 다른 사람들은 이 사실을 알지만 그러나 중독자는 이 사실을 모른다. 그래서 가족 및 친지들은 도저히 이해가 안 간다. ***"누가 봐도 언제든지 혼자서 끊는다는 것이 불가능한 것이 분명한데 어떻게 그것이 가능하다고 주장할 수가 있는 것일까?"***

이러한 추리에 익숙한 경험 있는 치료자들조차도 이렇게 자문할 때가 있다. *"지적으로 영리한 사람이 어쩌면 이렇게도 현실을 보지 못할까? 책임이 막중한 자리와 상당한 사회적 지위에 있는 사람이라 과학적인 데이터를 분석하고 이해할 수 있는 일류 인텔리 일텐데, 어째서 자신의 중독성 물질의 중독사용에 관해서는 둘 곱하기 둘의 산수도 하지 못하는 것일까?"*

이 질문에 대한 답은 중독성 사고의 이해에서 얻을 수 있다. 중독자에게 처음 나타나는 비합리성은 우선 우리가 한 가지만 잘 이해하고 있으면 비합리적으로 보이지 않을 수 있다. 그 하나가 무엇이냐 하면 중독성 사고를 하는 사람들의 시간에 대한 개념이다. 즉, 중독자가 "내가 마음만 먹으면 언제든지 끊을 수 있다."라고 말할 때, 일단 중독자는 비중독자와는 다른 시간의 개념을 가지고 있다고 생각하면 그 말이 이해가 된다.

어떤 상황에서는 단 몇 분이 한 없이 길게 느껴지기도 하고, 또 다른 상황에선 몇 주, 몇 달의 시간도 한 순간으로 느껴지기도 한다.

원하면 언제든지 끊을 수 있다고 주장하는 중독자들은 실제로 그것이 사실이라고 자신은 믿는다. 왜 그렇게 믿는 것일까? 이유인 즉, 그가 하루 또는 이틀 끊은 사실이 있었기 때문에 중독자는 그가 '한 때' 끊은 그 사실 때문에 그렇게 믿게되는 것이다. 실제로, 중독자들은 종종 며칠씩은 끊어 보았던 경험이 과거에 있었기 때문에 그들이 끊을 수 있다는 분명한 사실을 남들은 왜 이해하지 못하는지 의아해 한다. 단, 그들은 특별한 어느 "시간"에 있어서 끊을 수는 있는 것이다.

그러면 여러분은 중독자에게 "아닙니다. 당신이 원한다고 어느 때나 끊을 수 없는 것이 확실합니다."라고 말하게 될 것이다. 모순이 있는 것 같지만, 중독자의 말이나 여러분의 말이 모두 사실이다. 요약하건데 각자가 "시간"이라는 말을 각각 다른 뜻으로 사용하고 있을 뿐이다.

◆ 몇 초, 몇 분에 걸린 미래

중독자들에게 시간의 개념은 분(分) 심지어는 초(秒)단위로 정해진다. 또한 중독성 물질의 효과를 찾는 입장에서 중독자는 예외 없이 몇 분(分)이냐를 가지고 따진다. 중독자들은 자기들이 찾고 원하는 효과가 지연되는 것을 참지 못한다. 모든 물질 중에서 중독자들은 수 초 내지 수 분 내에 효력을 발휘하는 물질들만 사용한다.

내가 하루는 다음과 같은 실험을 해보기로 마음먹었다. 먼저, 큰 유리병에 여러 가지 색을 띤 캡슐을 가득 채운다. 그리고 나서는, 지금까지 어느 누구도 써보지 않은 무엇보다도 쾌감이 좋은 "물건"을 남미로부터 입수했다는 소문을 내는 것이다. 아울러, 그 물건은 헤로인과 코카인을 함께 복용했을 경우보다 훨씬 강력한 "만족감"을 가졌다는 것이다!

그 소문을 들은 중독자들은 "와! 그것 비싸겠는데!"라고 말한다.

"전혀 그렇지 않다구. 그래서 최고라는 거지. 단 돈 2불이면 끝내 준다고."

"농담 마세요. 진짜 단 2불이면 살 수 있습니까?"

"맹세코 진짜라니까. 그래서 이것이 최고라구."

"백불어치만 주세요."

"좋아. 근데 한 가지 먼저 말해 두어야 할 게 있어."

"그 만족감은 최고임에 틀림없는데, 그 대신 그 만족감은 복용 후 48시간에서 72시간이 지나야만 온다구"

"만족감이 얼마만에 나타난다구요?"

"그 만족감이 나타나려면 이걸 먹고 2~3일 정도 걸려야 한다고. 그렇지만 그 효과는 네가 경험해 보지 못한 최고라고."

이런 말을 듣고 나의 고객들은 즉시 돌아가 버릴 것이다. "그런 쓰레기를 누가 원한데요?-당신이나 가져요." 중독자들은 값이 얼마나 싸건 또 그 효과의 만족감이 아무리 좋던 간에, 그 효과의 발생이 시간적으로 오래 지연된다면 그런 약은 사지 않는다고 말할 것이다. 약물의 즉시 만족 효과가 중독의 속성이다. 지연(遲延)이란 단어는 중독환자의 사전에 존재하지 않는다.

중독자들도 물론 미래에 대한 생각이 있기는 하지만, 단 시간으로 쳐서 년(年)이 아닌 순간의 개념으로 생각한다. 술을 마시거나 기타 약물을 사용할 때, 중독자들은 그 즉시에 오는 결과에 대해서만 생각한다. 후끈 달아오르는 감각, 황홀한 느낌, 긴장의 이완, 세상사를 떠나는 격세지감(隔世之感), 어떤 때는 수면 등에 대한 기대이다. 이러한 결과들은 음주 또는 약물의 복용 후 수 초 내지 수 분 이내에 나타나는 결과이며, 이 '수 초 내지 수 분' 이 중독자들의 "시간"을 구성하는 유일한 요소이다. 간경변, 뇌손상, 실직, 가정의 와해 그리고 그 밖의 심각한 결과들은 수 분 이내에 오지 않고 오랜 과정으로 생기는 문제들이다. 따라서 이런 오랜 과정의 결과들은 중독자들의 사고에 존재하지 않는다.

그러면, 알코올 중독자하고 심각한 순환기 질환, 심장병, 폐기종 및 암에 걸릴 위험이 있는데도 불구하고 담배를 피우는 흡연자하고는 어떤 점이 다를까? 음주나 다른 약물을 사용하는데 따르는 파괴적인 결과는 흡연의 경우보다 훨씬 더 빠르게 온다. 그러나 흡연자도 그렇고 음주자도 다같이 미래에 대해서 무감각하기로는 마찬가지이다. 같은 맥락에서, 위험한 성(性) 행위에 빠진 이들 또한 건강에 관한 심각한 위험을 걸고 있다. 그러나 그러한 파국적 결과는 역시 "미래"에 존재할 뿐이고, 그들의 시간개념 안에 이 위험은 존재하지 않는다.

◆ *중독자의 시간 개념을 가진 우리의 문화*

우리는 초단위(秒單位)의 서비스 공급을 중요시하는 문화 속에서 살고 있다. 이메일, 인터넷 및 패스트푸드 음식점 등은 모두가 거의 즉시 만족에 가까운 서비스를 제공한다. 그러니까 우리 모두가 어느 정도 중독성 시간의 개념과 같이 움직인다.

우리는 먼 훗날의 효과를 보지 않고 오직 단기간의 이득을 위해 공기, 강물, 및 바다를 오염시켜 왔다. 우리는 다음 세대에 이 세상이 어떻게 변화할지에 대해 전혀 개의치 않고, 숲과 멸종위기에 처한 동물의 서식처들을 파괴하여 왔다. 우리도 중독자들과 똑같이 미래를 전혀 개의치 않고 있는 것이 아닌가?

◆ 중독자들의 사고방식 이해하기

AA의 12단계 프로그램에 참석하는 중독자들이 중독성 사고 안에 잘못된 시간 개념이 얼마나 번져 있는지를 잘 보여준다. 프로그램 참가자들은 *"한 번에 하루씩만 생각하자" 그리고 "결국은 시간이 지나야 해결되기 마련이다"*와 같은 강력한 슬로건을 되풀이하면서, 중독성 사고의 마수와 대항해서 싸우고 있다.

회복중의 중독자들은, 자신들의 "고약한 사고"를 바꾸기 위한 방법 중의 하나로 자신들의 왜곡된 시간 개념을 다루어야 한다는 것을 직관적으로 알고 있다. 대부분의 사람들은 하루가 편리하고, 관리할 수 있는 용이한 시간의 단위라고 생각한다. 그러나 회복초기 단계 사람들은 이 시간에 대한 개념을 반드시 한 번에 5분씩을 단위로 잡는 것으로 시작하여 점진적으로 보다 긴 시간 단위로 늘려 나가야만 한다.

시간에 관한 한 시간이 걸린다는 발상은 빨리 변화가 올 수 있다고 믿는 중독성 사고를 떨쳐 버리기 위해 쓰이는데, 이 조급함에 대한 비유로는 "하나님, 저에게 인내심을 주시옵소서. 그런데, 그 인내심을 지금 당장 주시기 바랍니다!"라는 어느 중독자의 기도와 같은 것이다.

한번은 나의 환자 한 분이 나에게 다음과 같은 편지를 쓴 적이 있다. "제가 의사선생님을 만난지가 벌써 4년이 되었는데 그 때 저는 완전히 좌절되어 죽기를 원했었지만 실은 자살을 할만한 용기는 없었습니다. 그리고 처음 2년 동안에 제가 한 가지 올바른 행동을 한 것이 있는데 그것은 술 끊고 단주모임에 꾸준히 참가한 것입니다. 선생님 제가 꼭 말씀드리고 싶은 사실은 제가 끝내 달라졌다고 확실히 느끼기까지는 무려 4년이라는 세월이 걸렸습니다."

중독자들이 자신들을 파국으로 빠뜨린 원인 중의 하나가 기다림을 인내하지 못한다는 사실임을 깨닫고, 단주의 보상이 올 때까지 스스로 기꺼이 기다릴 수 있게 되어서야 비로소 그들은 회복의 길을 걷게 되는 것이다. 그러나 만일 그들이 오직 "즉시적" 단주만을 원한다면, 그들은 아직도 길을 잃고 헤매고 있는 것이다.

AA에 오래 동안 참가했던 회복자들은 그들의 단주를 24시간 단위로 끊어서 생각한다.

그들은 자신의 단주기념일을 축하는 하지만, 이 기념일 대해 매우 조심스러워 하는데 그 이유는 그들은 일(日)의 단위가 아닌 년(年)의 단위로 생각을 한다는 것이 위험스럽다는 사실을 알고 있기 때문이다. 이것이 바로 회복기에 있는 사람들이 "한 번에 하루씩만 생각하라"는 명상집의 슬로건이나, 알아넌에서 강조하는 *"하루의 24시간만 생각하기"*나 *"하루만 생각하기"* 등에 의존하는 이유인 것이다.

"하루만 생각하기"라는 표현은 현명한 슬로건으로만 그치는 것이 아니다. 다음의 두 사례에서 보듯이, "하루만 생각하기"는 중독으로부터의 회복을 위해 절대적으로 필요한 것이다.

"구천, 팔백, 삼십사(9,834) 일이 되었어요"

한번은 회복 중에 있는 한 친구에게 술 끊은지 얼마나 되었냐고 물은 적이 있다. 그는 주머니에서 작은 수첩을 꺼내, 이리저리 뒤적인 후 고개들 들고, "9,834일 되었어요"라고 말했다.

내가 묻기를, "뭐라고요, 그럼 한 25년 내지 30년쯤 된 건가요?"

그러자 그는 진지한 표정으로, "그런데 의사선생님, 저도 모르겠네요. 선생님은 1년, 2년, 3년 즉, 년(年) 단위로 생각하실 여유가 있을지 모르지만, 전 하루 하루를 기준으로 생각해야 해요." 이 친구의 이름은 존 맥휴였고 43년의 단주 생활 끝에 83세의 나이로 세상을 떠났다. 그가 사망하기 바로 전날 그는 그의 일기장에 16,048이라는 숫자가 적어 있었다.

"오늘, 당신이 저보다 더 오래 금주하고 계시네요!"

하루는 AA 모임이 끝난 후, 한 여인이 존씨를 칭찬하면서 "그렇게 오랫동안 단주를 하다니 정말 훌륭합니다"라고 말했다.

그러자 존씨는 웃으며, "엘리자베스, 당신이 저보다 더 오랫동안 단주하지 않았나요?"라고 답을 하였다.

"아니 그게 무슨 말씀이신가요?"라며 엘리자베스는 반문했다. 전 술 끊은지 2년 밖에 안 됐어요. 그런데 선생님은 거의 40년이나 됐잖아요."

"엘리자베스, 오늘 몇 시에 일어났나요?"라며 존씨는 물었다.

"음, 제가 7시에 일을 가야 하니까, 5시 반쯤엔 일어난 것 같네요."

"전 오늘 8시가 되어서야 일어났어요. 그러니까 오늘, 당신이 나보다 더 오래 단주하고 있지 않나요."라고 존씨는 말했다.

중독자들과 공동 의존자들은 "한 번에 하루씩만 생각하기"라는 개념을 완전히 숙지할 때, 그들의 회복은 이미 시작되었다고 할 수 있다. 그렇다 해도, 여전히 조심은 해야 한다. 왜냐하면, 왜곡된 시간관이 되돌아오면 그것이 재발의 가능성을 의심케 하는 이유가 되기 때문이다. 이와 같이 사고 속의 시간 개념은 중독성 질환을 이해하고 대처하는데 있어, 비록 회복중인 중독자 뿐만 아니라 전문 치료자들에게도 중요한 고려사항이다.

중독성 사고

Chapter 4

인과관계의 혼동

언젠가 나는 AA에 연사로 나온 사람이 알코올 중독기간 동안에 있었던 자신의 사고방식에 대해 이야기하는 것을 들은 적이 있다. 중독기간 중의 그의 사고의 황당함은 웃기는 것이었고 참석자 모두 실컷 웃으며 유쾌한 시간을 가졌다. 알코올 중독성 사고가 알코올중독 그 자체만큼이나 파괴적인 것이란 그의 시사성 있는 고백은 더욱 큰 웃음을 자아냈다. 그는 사람들의 이해를 돕고자, "음주"라는 단어를 "사고(思考)"라는 단어로 모두 바꾸어서 알코올중독 자가진단의 문항들을 읽어 주었다. 아래는 그가 읽어 주었던 문항들이다.

당신은 중독성 사고자(思考者)입니까?

1. 중독성 사고 때문에 업무를 태만히 하곤 합니까?
2. 중독성 사고 때문에 가정생활이 불행해졌습니까?

3. 중독성 사고 때문에 죄책감을 느껴본 적이 있습니까?
4. 중독성 사고 때문에 경제적인 어려움에 처한 적이 있습니까?
5. 중독성 사고 때문에 가족의 안전을 소홀히 하곤 합니까?
6. 중독성 사고로 해서 당신의 야심이 위축되지는 않았습니까?
7. 중독성 사고 때문에 잠을 설치곤 합니까?
8. 중독성 사고 때문에 업무능률이 저하되지 않았습니까?
9. 중독성 사고가 당신의 직장 내지 사업을 위태롭게 하고 있지 않습니까?
10. 중독성 사고 때문에 근심이나 문제꺼리로부터 회피하는 생각을 합니까?

요컨대, 이 문장들은 의존성 물질 사용의 문제없이도 이 왜곡된 중독성 사고만으로 이것이 얼마나 해로운지를 잘 지적하고 있다. 중독성 사고를 가진 많은 이들은 일상 생활에서도 원인과 결과의 위치를 반대로 설정하여 자신들만의 결론을 도출해 낸다. 그들의 판단은 왜곡되었으며, 그 결과로 자신들의 중독성 물질 사용을 완전히 정당화하게 된다.

한 회복 중의 알코올 중독자는 “마시는 그 순간에 내가 옳지 않은 일을 한다고 생각하면서 술 마신 적이 제 생애에 한 번도 없었어요.”라고 표현한다. 중독성 사고를 하는 이들은 논리를 거꾸로 돌려놓고 그들의 논리가 절대적으로 옳은 것이라고 확신한다. 그들은 반대하는 합리적인 논쟁에 저항할 뿐만 아니라, 남들이 자신들의 “명백한” 논리를 보지 못하는 것에 대해 의아해 한다.

◆ 중독자의 난독증

난독증(難讀症)의 예와 비교하면 좀 더 이해가 간다. 난독증(難讀症)이라는 학습장애를 가지고 있는 사람들은 단어의 글자를 보통 거꾸로 "본다". 즉, 고양이라는 단어를 읽으라고 하면 난독증 환자들은 이 단어를 "이양고" 내지는 "고이양"로 본다. 그렇게 읽고 나서 그들은 자신이 정확하게 읽었다고 생각한다. 여기서의 문제는 문자의 조합에 대한 인식을 어떻게 하느냐이다. 난독증이 있다고 해서 지적 능력이 낮은 것이 아니다. 지적 수준이 매우 높은 사람도 난독증이 있을 수 있다.

중독자가 인과관계를 심리적으로 역인식하는 경우도 난독증과 유사하다. 예를 들어, 헬리씨아는 그녀의 가정생활이 견딜 수 없을 만큼 엉망이기 때문에 술을 마시고 약물을 복용했다고 주장한다. 사실 그녀는 자신이 진실이라고 인식하고 있는 것을 말하고 있다. 남편이 그녀로부터 멀어져 대꾸도 하지 않으며, 빈정대기만 한다고 주장한다. 또한 그녀의 아이들도 그녀의 존재를 부끄럽게 여겨 그녀에게 불손하게 대한다고 한다. 이와 같은 정서적 학대가 그녀로 하여금 술을 마시게 한다고 그녀는 믿는다. 그녀의 말인즉, "일도 끝나고, 오늘 하루의 중요한 일도 마무리 되었다고 생각되면, 내가 무얼 더 바라겠어요? 당연히 한잔하고 싶죠."

우리 모두 본 적 있는 만화의 한 장면이다. 한 남자가 술집에서 한 여자에게 이런 불평을 한다.

남자 : 내 집사람은 날 이해 못해요.

여자 : 아니, 부인이 무엇을 이해 못하죠?

남자 : 그녀는 내가 왜 술을 마시는지 이해 못해요.

여자 : 왜 당신은 술을 마시죠?

남자 : 내 집사람이 날 이해 못하기 때문이에요.

가족의 태도, 업무의 스트레스, 권위적 직장상사의 무감각, 친구들의 무관심, 불안 발작, 두통 또는 만성적인 요통, 금전적인 문제 등 중독자들이 말하는 중독성 물질 사용의 이유들은 그것이 무엇이든지 간에 항상 똑같은 공식을 따른다. 진실인즉 중독성 물질이 늘 문제를 일으키는데, 반대로 중독자들은 주변의 제반 문제들이 중독성 물질을 사용하는 원인이 된다고 믿는다.

휄리씨아의 경우, 그녀가 불평을 하고 있는 문제들이 실지로 존재하지만, 그녀는 무엇이 원인이고 무엇이 결과인가를 인식하는데 혼동하고 있다. 그녀의 남편의 행동이 불유쾌한 것은 사실이지만, 이는 그녀의 음주와 약물을 남용에 대한 그의 반응이다. 또 그녀의 중독성 화학 물질 사용 때문에 남편은 그녀와 의미 있는 대화를 할 수 없게 된 것이다. 휄리씨아의 아이들도 어머니의 예측할 수 없는 이상한 행동 때문에 친구들조차 집에 초대할 수 없어 어머니에게 화가 나 있고 또 창피하게 생각하는 것이다. 아이들이 어머니에 대한 존경심을 잃은 것은 바로 어머니 자신의 중독성 물질 사용 때문이다.

난독증 환자의 인식 문제가 다루어지기 전까지는 계속 그는 읽기에 어려움이 있듯이, 중독자의 왜곡된 현실인식은 중독성 사고과정의 문제가 교정되지 않은 한 알코올이나 기타 약물의 사용 여부를 떠나 계속될 수 밖에 없다.

중독성 사고

Chapter 5

중독성 사고의 기원

중독성 사고는 어떻게 발달하는 것일까? 어째서 어떤 사람들은 건전한 사고체계를 갖게 되고 어떤 사람들 왜곡된 사고가 발달하는 것일까?

이 질문들에 대한 정확한 대답은 없다. 왜냐하면 물질 의존은 신체적 · 심리적 그리고 사회적 요인들의 복합적인 합성의 결과로 인해 생기는 혼합의 콤플렉스이기 때문이다. 중독성 사고가 어떻게 발달되는가를 이해하는 것은 중독성 사고를 방지하고 더 나아가 알코올중독 및 기타 약물중독 예방에 도움이 될 수 있다. 그러나, 그러한 이해가 실질적으로 중독성 사고를 치료하고 교정하는데 큰 도움이 되지는 않는다.

◆ *자기 자신에 대한 추리를 하지 못한다*

중독성 사고 발달에 관한 가장 설득력 있는 이론은 1983년 데이빗 세들럭(David Sedlak) 박사의 논문에 제시되었다. 세들럭 박사는 중독성 사고란 *스스로 일관성 있게 건전한 결정을 내리는 능력의 부재*라고 하였다. 그는 중독성 사고란 의지력에서 도덕성의 결함이 있음을 의미하는 것이 아니라, 이는 단지 의지(意志)의 병으로서 의지를 사용할 수 있는 능력의 상실이라고 주장한다. 세들럭 박사는 이 독특한 사고의 장애는 인간의 다른 추리능력에는 영향을 주지 않는다고 강조한다. 즉, 이러한 사고장애가 있는 사람이라 할지라도 지능적이고 직관력과 설득력이 있고, 또한 올바른 철학적 · 과학적 추리가 가능하다.

세들럭 박사는 이 중독성 사고의 기이한 특징이 *자신에 대한 추리* 능력이 없는 점이라고 하였다. 이 자기 추리능력 부재는 여러 가지 감정 및 행동의 문제에도 있을 수 있는데, 중독에서는 예외 없이 볼 수 있는 것이다. 즉, 알코올 및 기타 약물 중독, 강박성 도박, 성중독(性中毒), 식이장애, 니코틴중독 및 공동 의존자 등의 다양한 중독에서 볼 수 있다.

그러면, 자신에 대해 추리하는 능력의 부재는 어떻게 발달되는 것일까? 이를 이해하기 위해서 우선 스스로 자신과 논리적으로 추리하는 능력이 어떻게 발달하는지를 이해해야 한다. 세들럭박사는 스스로 추리할 수 있는 능력을 갖추려면 우선 몇 가지 요소가 필요하다고 하였다. 첫째, 현실에 대한 정확한 사실들을 알고 있어야 한다. 즉, 알코올이나 기타 약물이 야기하는 해독을 알지 못하는 사람은 술 또는 약물의 사용에 관한 올바른 추리를 할 수 없다.

둘째로, 선택을 할 때 기초가 되는 일정한 가치관과 원칙을 가지고 있어야 한다. 인간은 가정에서 뿐만이 아니라 문화를 통하여 자신의 가치관과 원칙을 발달시킨다. 예를 들어, 진정한 남자임을 증명하려면 술을 많이 마실 줄 알아야 한다고 믿는 가정이나 문화적 가치 속에서 자라난 젊은 남성은 대부분 술을 많이 마시게 되어 있다. 이와 같은 주위의 기대에 어긋나면 큰 실망을 떠안게 되기 때문이다.

셋째, 건전하고 왜곡되지 않은 자기개념을 가지고 있어야 한다. 정신과의사인 실바노 아리어티(Silvano Arieti)에 의하면 작은 어린 아이들이 거대하고 압도적인 이 세상에 접했을 때 자신의 작은 존재 때문에 매우 불안해지고 또 큰 위협을 느낀다고 한다. 이때, 아이들이 안정감을 얻을 수 있는 주된 원천은 어른들 특히 자신의 부모에 대한 의존이다. 만일 아이들이 자신들의 부모나 영향력 있는 어른들이 비합리적이고, 정의롭지 않고, 독단적이라면 그 아이들의 불안감은 커져서 견디기 어렵다. 따라서 아이들은 무슨 수를 써서라도 세상이 공평하고 정의로우며 합리적이라는 생각을 잃지 않고 확신하고 유지할 수 있어야 한다.

사실인즉, 우리가 사는 세상은 공평하지도 정의롭지도 합리적이지도 않은 경우가 많다. 그러나 아이들은 그렇게 보지 않는다. 그 대신 아이들은 세상은 "틀림없이 공평하고 정의로우며 합리적"이기 때문에, 이런 불공정한 상황에 접했을 때 자신들의 인식이 잘못된 결과라고 판단한다. 아이들은 ***내가 올바른 판단을 하지***

못하는 것이 분명히 내가 멍청하기 때문이라고 생각한다.

같은 맥락에서 아이들은 혹 학대를 당하거나 이유 없이 체벌을 받는 경우에도 *우리 부모님들은 정신병자야. 이유도 없이 나를 처벌하고 있어*라고 믿을 수가 없는 것이다. 이런 생각 자체가 아이들이 견디기에는 너무도 무서운 것이기 때문이다. 자신들의 부모는 합리적이고 예측할 수 있는 사람들이라는 믿음을 지키기 위해 아이들이 내릴 수 있는 결론은 *내가 이렇게 혼나는 건 분명히 내가 나쁘기 때문일거야* 밖에 없다.

마지막으로, 인간이 세상에 태어날 때 우리는 성인들이 할 수 있는 여러 가지 일들을 도저히 할 수 없는 무기력한 유아의 상태에 있다. 올바른 부모의 교육과 양육환경 속에서 성장하면서 인간은 이 무기력한 느낌을 대부분 떨쳐 버리게 된다.

때로는 부모들이 어린 아이로서는 해낼 수 없는 일들을 아이들에게 요구하곤 한다. 이때 아이들은 부모들이 요구하는 것을 자신들이 반드시 해낼 수 있어야 한다고 생각하게 된다. 따라서 부모들이 원하는 것을 하지 못한다는 사실은 아이들이 자신을 부적합한 인간이라고 느끼게 만들 수 있다. 반면에, 부모들이 자녀들을 위하여 너무 많은 것을 해주면, 아이들이 자기의 근육을 써서 힘을 발휘하는 것을 배우는 기회를 빼앗아 버린다. 이런 경우에 아이들은 자신감을 키울 수 있는 기회를 갖지 못한다. 성공적인 부모는 아이가 여러 성장단계에서 할 수 있는 것이 무엇이고 할 수 없는 것은 무엇인지를 반드시 알고 있어야 하며, 아이들 스스로 자신들의 능력을 사용하도록 아이들을 격려해 주어야 한다.

부모가 아이들의 학교숙제에 관심을 기울이고 이를 도와주는 것은 권장할 만한 일이다. 그러나 부모가 아이의 숙제를 대신해 주면 아이들 자신은 숙제 할 능력이 없다는 생각을 갖게 되고 또 그런 생각을 강화시켜 준다. 또한 아이들이 혼자 할 수 있는 일을 부모가 거의 다 해주는 경우에는, 부모와 아이는 공동 의존적으로 서로 영향을 주게 된다. 한 아이가 "나 이거 할 수 없는 데요"라고 말하고 자기 일을 모면하는 것이 허용되면 그 아이가 자신이 부적합하다는 느낌을 갖는 것을 실지로 재확인하는 결과가 된다.

아이들의 이러한 잘못된 인식들은 그들의 사고와 행동에 계속해서 영향을 미칠 수 있다. 아이들은 자신들은 나쁜 사람들이고 좋은 것을 누릴 자격이 없다는 생각을 계속해서 가지게 된다. 또는 아이들은 자신들의 판단을 몹시 잘못된 것으로 판단하여, 남들이 자신의 생각을 뒤흔드는 것을 허용하게 된다.

사람은 사실은 전혀 그렇지 않은데도 자신이 형편없고 쓸모없는 인간이라고 생각할 수 있다.

불안하고 부적합하다는 느낌은 사람으로 하여금 현실도피 하기 쉽게 만들며 이는 종종 기분을 변화시키는 약물의 사용을 수반하게 한다. 이 경우 마치 자신은 나머지 세상과 다르다고 느끼고 마치 자신이 어디에도 속하지 않는 것 같이 느낀다. 술, 약물 및 다른 종류의 중독 물질들은 이 고통을 마취시켜 그가 과연 세상의 한 부분이 된 것 같은 느낌을 갖게 한다. 실제로 많은 알코올 및 다른 종류의 중독자들은 자신들이 "끝내주는 절정의 쾌감"을 찾는 것이 아니라 단지 정상상태를 느끼려는 것이라고 말한다.

왜곡된 사고는 반듯이 약물 사용에만 관련된 것은 아니다. 예를 들어, 거절에 대한 두려움, 불안감, 소외감 및 절망감 등은 대부분

낮은 자존감에서 온다. 중독성 사고로 인해 야기된 많은 기벽(奇癖)들은 이 같은 고통스러운 감정에 대한 심리적 방어이며, 이러한 증상들은 어린 시절에 시작된 왜곡된 자아상(自我像)이 고집스럽게 지속되는데서 온다.

중독성 사고

Chapter 6

부정, 합리화, 그리고 투사(投射)

중독성 사고를 구성하는 요소는 (1) 부정(否定) (2) 합리화(合理化) 및 (3) 투사(投射)이다. 중독치료에 익숙한 분들은 중독자들에게서 이러한 특징들을 흔히 볼 수 있다는 것을 알고 있다. 그래도 우리는 이 요소들을 좀 더 자세하게 탐색해볼 필요가 있다. 이 왜곡적인 요소들을 점진적으로 제거하는 것은 회복기에 있는 중독자가 계속해서 호전되는데 있어서 중요한 관건이다.

여기서 사용되는 *부정(否定)*이라는 용어는 오해의 소지가 많다. 일반적으로, 실제로 일어난 사실을 부정하면 사람들은 거짓말로 받아들인다. 사실 중독성 행동은 거짓말을 포함하고 있지만, 중독성 사고에 있어서의 부정은 거짓말을 의미하지는 않는다. 거짓말이란 사실을 의도적으로 그리고 의식적으로 왜곡하거나 진실을 은폐하는 시도이다. 즉, 거짓말을 하는 사람은 자신이 거짓말을 하고 있다는 것을 알고 있다. 그러나 중독성 사고를 하는 사람의 부정은 의식적이지도 의도적이지도 않으며, 오히려 중독자는 자신은 진실을 말하고 있다고 진정으로 믿고 있다.

그러니까 부정과 합리화 및 투사는 무의식의 기전이다. 비록 진실이 종종 심하게 왜곡되어 있지만 중독자에게는 그 모든 것들이 진실이다. 이 기전들의 무의식적 본성을 인정할 때, 우리는 중독자의 행동을 이해할 수 있다. 그렇기 때문에 부정, 합리화 및 투사를 반박하기 위하여 사실을 제시하며 직면하는 것은 효과적이지 않다.

어떤 공포증은 잘못된 지각에서 비롯된다. 예를 들어 어린 시절에 개로 인해 몹시 놀란 아이는 개에 대한 공포증을 가지게 되고 많은 세월이 지나 어른이 된 후에도 해가 없는 자그마한 애완견이 다가와도 기겁을 하게 된다. 비록 그는 아주 작은 애완견을 보고 있지만, 그의 심리적인 지각은 사나운 개가 자신을 공격하려 하고 있다고 받아들이게 된다.

달리 말해서, 의식적인 인식은 작은 애완견이지만 무의식의 지각은 큰 괴물인 것이다. 종종 감정적인 반응들은 의식적인 지각보다는 무의식적인 지각과 연관되어 있다.

◆ 그릇된 지각의 역할

중독자들은 무의식적 지각에 따라 행동한다. 만일 그들의 지각이 올바른 것이라면, 그들의 행동을 우리는 완전히 이해할 수 있을 것이다. 그들에게 그들의 지각이 옳지 않다는 것을 보여주지 못한다면, 그들의 반응이나 행동의 변화를 우리는 기대할 수 없다.

자기-개념이 중독성 질환에서 매우 중요함을 전제로 한다면, 중독자의 왜곡된 자아인식이 가장 심각한 문제임이 틀림없다. 자아인식 아닌 다른 인식들의 왜곡은 사실 부수적인 것에 지나지 않는다.

중독의 방어기전의 거의 대부분은 무의식에서 비롯되는 것이다. 이 기전들의 기능은 견딜 수 없고, 받아들일 수 없으며, 파국적인 위기감을 의식하지 못하도록 하여 중독자들을 보호하는 것이다.

이 심리적 방어기전들이 의식적인 인식 없이도 작용할 수 있다는 사실은 그리 놀라운 일이 아니다. 사실 신체적인 방어들도 의식적 인식 없이 이루어진다. 예를 들어 우리가 상처를 입으면, 우리의 신체 시스템은 방어태세를 갖추고 그 상처로 인해 생명이 위협받는 것을 방지하려 한다. 상처를 통해 몸속에 침입한 세균을 신체 먼 곳에서 생산된 백혈구 세포들이 파괴하며, 계속 감염과 싸우기 위해 골수는 즉각 수천 개의 백혈구를 더 생산하기 시작한다. 혈소판과 기타의 체내 혈액응고 촉진물질들이 출혈을 방지하기 위하여 피를 엉키게 한다. 또한 면역체계가 작동하여 병인성(病因性) 생물들을 퇴치하기 위하여 항독소(抗毒素)를 생산하기 시작한다. 이 모든 복잡한 작용들은 우리가 우리 안에서 무엇이 일어나는지 알지 못하는 사이에 일어난다. 설혹 어떤 작용이 일어나고 있는지 우리가 알고 있다 하여도 그 과정을 우리가 멈출 수는 없다.

심리적인 방어기전도 다를 것이 없다.

우리는 그 메커니즘의 작용을 알지 못하고, 다만, 회복을 통하여 차차 그 기전들을 인식할 때까지는 이 기전을 멈추기 위하여 중독자가 할 수 있는 것이 아무 것도 없다. 따라서 알코올 및 다른 종류의 중독자들에게 "부정하지 마", "합리화를 멈추라구" 또는 "투사로 남에게 뒤집어 씨우지마"라고 말한다 할지라도, 그들은 전혀 인식하지 못하고 있기 때문에 실제로 아무런 의미도 없고 또 원하는 결과를 가져올 수도 없다. 우선 그들 자신이 무엇을 하고 있는지를 인식 할 수 있도록 도와 주어야 한다.

나의 인턴시절 나는 내가 치료한 한 환자를 통해서 무의식속에서 일어나는 부정이라는 방어 기제의 본성을 이해하는 데 도움을 받았다.

"나에게는 그런 일이 일어날 수 없어요."

그 환자는 50세의 여성 환자로 종양이 의심되어 검사를 위한 수술을 받기 위해 입원하였었다. 그녀는 자신이 지역사회 관계의 일들에 활발하게 참여하고 중요한 직책도 여럿 가지고 있다고 하였다. 사실 종양이라 하면 암을 의미할 수 있어서, 그녀는 자신의 건강이 심각하게 악화된 상태에서 계속 자신의 책임을 수행하는 것이 함께 일하는 동료들과 몸담고 있는 여러 단체를 위해 옳지 않다고 생각했기에 자신에 관한 진실을 아는 것이 매우 중요했다. 담당의사는 그녀에게 수술 소견 등 모든 것을 솔직히 말하겠다고 약속하였다.

수술 결과는 결국 그녀가 암을 가지고 있는 것으로 밝혀졌다. 사실 그대로 진실을 알려달라는 그녀와의 약속을 지키기 위해, 담당의사는 암의 진행을 제지하기 위해서 발견된 악성 종양을 제거해야만 한다고 솔직히 설명해 주었다. 아울러 암세포가 이미 몸속에 퍼져 있는 상황임을 말해주고 항암약물치료도 병행해야 한다고 설명하였다.

의사에게 솔직히 알려준 것을 감사하며, 그녀는 권유받은 모든 치료에 협조할 것을 약속하였다. 그녀는 아주 자유롭게 그녀의 암에 대하여 간호사 및 병원관계자들과 이야기 하였다.

그녀는 병원에서 퇴원한 후, 항암 약물치료를 받기 위하여 일주에 한 번씩 병원에 들렀다. 그녀는 과학의 힘으로 암을 완치할 수 있는 시대에 그녀가 살고 있나는 것이 얼마나 행복한지 모르겠나는 말을 자주 했다. 그녀는 신체적으로나 정서적으로 잘 적응하고 있는 것처럼 보였다.

그러나 수술 후 5~6개월이 지나서, 그녀는 다양한 증상을 나타내기 시작했다. 항암치료에도 불구하고 암은 계속 전이된 것이다. 마침내 그녀는 심각한 관절통증과 호흡곤란 증상을 보여 치료를 받기 위하여 다시 입원하게 되었다. 내가 입원절차를 위해 검진을 하고 있을 때, 그녀는 "의사들을 도대체 알 수가 없어! 그렇게 꾸준히 내가 정기적으로 치료를 받았잖아요. 그런데도 내가 도대체 어디가 나쁜지를 발견하지 못했잖아요."라고 말을 했다.

그녀의 말을 들으며 나는 몹시 놀랐다. 왜냐하면 그녀는 자신이 암을 가지고 있다고 반복해서 말을 했기 때문이다. 나는 그녀의 반응에 대해 생각해 보면서 다음과 같은 결론을 얻었다. 즉, 그녀는 암을 그녀의 생명에 즉시 위협을 주지 않는 어떤 추상적인 개념으로 보면서 일단 암의 진단을 받아 드릴 수 있었던 것이다. 병세가 악화되는 증거로 동통과 호흡곤란 등이 생기자, 그녀는 심한 위협을 느껴 그녀의 심리체계는 진실의 인식을 봉쇄해 버렸던 것이다. 그녀는 고의적으로 거짓말을 하거나 가식적인 행동을 하는 것이 아니었다. 그녀는 실제로 자신이 암을 가지고 있다고 믿지 않았던 것이다.

◆ 방어기전으로서의 부정

부정을 방어로 간주한다면, '무엇에 대한 방어이냐?' 라는 질문이 나온다. 위에서 말한 사례에서 그 여자환자는 자신이 치명적인 질병을 가지고 있어서 이로 인해 그녀의 생명이 곧 끝난다는 엄청난 사실을 받아들일 수 없었던 것이다.

그러면 중독환자의 경우에 과연 무엇이 그리 무서워서 중독자의 심리체계가 현실을 부인하게 되는 것일까? 이 질문에 대한 대답은, 자신이 알코올 또는 약물중독자라는 사실을 그들은 받아들일 수 없다는 것이다. 왜 그렇게 될까요?

- 우선 중독자는 자신이 알코올 또는 약물중독자로 낙인찍히는 것이 치욕스럽다.
- 또한 중독자는 중독이라는 것이 인격적 약점 또는 도덕적 타락을 의미한다고 생각한다.
- 한편 중독자는 알코올이나 약물을 다시 사용 수 없다는 것이 몹시 두려운 것이다.
- 중독자는 자신이 무기력하고 통제력을 상실했다는 생각을 받

아들일 수 없는 것이다.

실제적인 답은 위의 이유들과 다른 이유들을 합친 것이 될 수 있다. 그러나 위에서 언급한 여자환자가 자신이 암을 가졌다는 사실을 받아들이기가 힘들었던 것처럼, 중독자는 자신이 중독이라는 진단을 받아들이기가 어려운 것이다. 부정이 극복될 때까지 중독자가 계속 자신이 중독성 물질에 의존하지 않는다고 말하는 것은 거짓말을 하는 것이 아니다. 실제로 중독환자들은 자신들의 의존성을 알지 못한다.

합리화 및 투사는 최소한 두 가지 기능을 가지고 있다. 첫째, 자신의 부정을 더욱 더 공고히 하고 둘째, 현재 상태 유지를 보존해 준다.

◆ 합리화

합리화는 진실한 이유 대신 "그럴듯한" 이유를 제공하는 것을 뜻한다. 부정에서와 같이, 이 합리화라는 방어는 중독성 물질 중독자에게만 국한되는 것은 아니다. 물론 중독자들은 합리화에 매우 능하다. 또한 합리화는 설명할 수 있는 좋은 이유를 제공한다는 의미에서 매우 중요하다. 이것은 모든 합리화가 좋은 이유를 제공한다는 뜻은 아니다. 일부는 누가 봐도 어리석은 것이지만, 그러나 그럴사하게 들리게끔 만들 수는 있다는 것이다. 합리화는 문제의 본질에서 관심을 흐트러지게 한다. 합리화는 주위 사람들의 관심을 진실에서 흐트러지게 할 뿐만 아니라, 중독자 자신의 관심도 진실에서 벗어나게 한다. 부정에서와 같이, 합리화도 무의식의 과정이다. 즉, 주체는 자신의 합리화를 인식하지 못한다.

합리화를 분별하는 믿을 만한 전통적 방법 중 하나는 어떤 일에 대하여 한 가지 이상의 이유를 제시하는 경우 이는 합리화에 해당된다고 간주해도 된다는 것이다. 통상 한 가지 행동에 대한 진정한 이유는 하나다.

합리화는 합리적으로 들리기 때문에 매우 기만적이고 그래서 사람들이 이에 쉽게 넘어간다.

회계사 자격증을 따고 졸업하게 된 한 여학생이 유명한 회사의 좋은 직책에 지원하는 것을 꺼려하고 있었는데 그 이유는 실격으로 떨어지는 것을 그녀가 두려워하고 있었기 때문이었다.

그러나 그녀가 가족들에게 말한 이유는 여러 가지였다. 첫째, 회사는 아마 다년간 경험이 있는 사람을 찾고 있을 것이고, 둘째, 그 회사와 집과 너무 거리가 멀어 다닐 수 없다는 것이고, 셋째는 초임 연봉 또한 너무 작다는 것이었다.

한 회복 중의 알코올 중독자가 AA모임에 어느 날부터 나타나지 않았다. 그는 다음과 같은 이유를 제시하였다. "저는 재활센터에서 일을 해요. 매일 같이 알코올 또는 약물중독환자를 보지요. 그런데 일과 후에 또 그들을 또 볼 이유가 없잖아요." 그의 이유는 합리적으로 들릴지 모른다. 그러나 그가 AA에 참가하지 않는 진정한 이유는 다시 술을 마시고 싶어서이며, AA에 참가하는 것이 이에 걸림돌이 되는 것이다.

알코올중독자는 "나는 알코올중독환자가 아니야. 내가 술을 마시는 건 단지…"라고 이유를 댈지 모른다. 알코올 중독자가 술을 마시는 진정한 이유를 대는 것은 결국 자기가 중독자가 아니라는 뜻이다.

합리화는 또한 현상 유지를 계속시키고, 그래서 결국 중독자는 필요한 변화를 하지 않아도 된다고 느낄 수 있게 만든다. 중독성 사고가 갖는 이 특징은, 중독자가 부정을 극복하고 약물 내지 음주를 중단한 후 세월이 한참 지나서도 계속 작동될 수 있다. 브라이언의 이야기는 합리화가 어떻게 현상유지를 지속하게 하는지를 잘 보여주고 있다.

실연(失戀)의 상처

29세의 브라이언이라는 청년이 약물의존 치료 프로그램을 끝낸 후 2년쯤 있다가 나를 찾아왔다. 비록 약물을 더 이상 복용하지 않았지만, 브라이언은 여전히 어려움을 겪고 있었다. 그는 대학을 중퇴하였고, 한 직장을 꾸준하게 다니지를 못하였다. 브라이언의 매우 뛰어난 업무능력에도 불구하고, 그의 업무 수행이 승진으로 이어져서 좀더 많은 책임을 지게 되면, 그는 그 직장을 그만 두었다.

브라이언은 자신의 문제가 무엇인지 정확히 알고 있다고 주장하였다. 그는 린다라는 여자와 사랑에 빠졌었고 둘이서 약혼까지 하였었다. 그러나 린다의 부모님들은 결혼에 반대하였고 결국 린다를 설득하여 브라이언과 헤어지게 하였다.

비록 린다와의 일이 5년 전에 일어난 일이었지만, 브라이언은 여전히 린다를 사랑하고 있었고 그 거절의 상처를 버리지 못하고 있었다. 브라이언은 아직도 실연의 슬픔에 빠져 있었으며, 그녀에게 여전히 애착이 되어 있어 자신이 삶을 펼치지 못하는 것이라고 말하였다.

낭만적인 사랑의 상실은 매우 고통스러운 것이지만, 사람들은 궁극에 가서 이를 딛고 일어난다. 그럼 브라이언의 경우는 왜 예외인 것인가?

몇 번의 상담을 통하여 브라이언과 나는 린다와의 관계와 거절에 대한 브라이언의 반응을 분석하였다. 나는 여러 가설들을 제시하였고 그 모두는 나름대로 논리적으로 들렸지만, 브라이언과 내가 공통적으로 느낀 점은 그 어느 것도 브라이언에게 들어맞지 않았다.

브라이언과 상담이 끝난 후 저녁에 나는 보트를 타는 꿈을 꾸었다. 어린 시절 나는 보트타기를 매우 좋아하였다. 그러나 내가 수영을 할 줄 몰랐기 때문에 어른이 동반하지 않고는 내가 보트를 타는 것이 허용되지 않았다. 따라서 나는 보트가 있는 선창으로 가서 보트가 정박 중 선창에 묶여있는 동안 실컷 보트를 젓곤 했다. 사실 보트가 묶여 있을 때 노젓기를 하는 것은 아무런 위험이 없었는데 이는 보트가 어디로건 가지 못하기 때문이었다. 노 젓기를 하면서 나는 호수 저편으로 가서 미지의 땅을 발견하는 상상을 하였다. 탐험가들이 했던 것처럼 나도 이 새로운 땅에 미국의 국기를 꽂을거다. 이런 환상은 10살짜리 꼬마시절에 누구나 갖는 정상적인 것이다.

내가 꿈에서 깨어났을 때, 브라이언의 상황이 선명하게 모두 이해가 되었다. 나의 경우 선창에 묶인 줄로 인해 나는 모험을 시도할 수 없었다. 그러나 실은 나는 나의 안전을 위하여 그 줄이 "필요" 했었다.

브라이언의 경우도 유사하다. 무슨 이유에서든 브라이언은 극도로 불안정하였다. 한편, 브라이언은 대학 진학이나 직장에서의 승진을 받아드리는데 실패하였고, 그 자신 또한 그런 위험한 일에 도전하고 싶지 않았다. 다른 한편으로, 브라이언은 그의 정체상태(停滯狀態)가 자신의 겁먹은 우려에서 생긴 것이라는 점을 받아들일 수 없었다. 왜냐하면 이것은 자신이 용감하지 않고 추진력도 없다는 인정하는 것이기 때문이다.

브라이언이 한 행동은 내가 보트 젓기에서 한 행동과 유사하다. 내가 보트를 묶어 놓고 노를 저었던 것 같이, 브라이언은 자신을 속박한다고 생각하는 삶의 한 사건에 자신을 묶어 놓고 있었던 것이다.

실연당한다는 것은 매우 고통스럽고 우울한 것이고, 그래서 사람들은 낭만적 사랑의 거절로 종종 동기와 시동력을 잃게 되기 때문에, 브라이언의 이야기는 브라이언 자신은 물론 주위의 사람들에게 정당하게 들렸던 것이다. ***"브라이언, 참 안 됐다. 이런 일이 일어나다니 참 안타깝지? 가엾은 브라이언이 실연의 상처를 잊지 못하고 있어."***

여기서, 자신의 문제를 린다의 거절에 귀인시킨 것은 합리화이다. 이것은 브라이언이 인생을 제대로 살지 못하고 있는 이유를 잘 설명해 주는 말은 될지언정, 그것이 진정한 이유는 아니다. 어째서 브라이언과 그녀와의 관계가 그의 슬픔을 해결하는데 걸림돌이 되는지를 이해하려는 노력은 전혀 효과가 없었다. 왜냐하면 그것이 진정 궁극적인 원인이 아니었기 때문이다. 다른 합리화와 마찬가지로, 린다의 거절은 일종의 연막탄과도 같은 것이었다.

진실인즉 브라이언은 그의 불안정감과 불안을 다루는 것을 원치 않았다. 내가 더 이상 린다의 얘기를 들으려 하지 않고, 그 대신 그가 현실을 직면하여 삶의 도전에 적응할 필요성을 강조하고 나서야, 브라이언은 그가 그동안 회피해 왔던 것을 변화시키기 시작했다.

◆ 고통

놀랍게도 신체적 고통은 일종의 합리화다. 우리는 종종 진통제에 중독된 이들에게서 자신들이 심한 통증 때문에 진통제를 먹지 않고는 버틸 수 없다고 말하는 것을 듣곤 한다. 그들은 종종 한번 또는 그 이상의 수술을 받은 바 있고, 수술 후 지속적으로 오는 통증으로 인하여 진통제를 상습하여 중독이 된 사람들이다. 이런 경우의 사람들은 그들이 중독자라고 생각하지 않는다. "전 짜릿한 만족감을 느끼기 위해서 거리에 나간 일이 단 한 번도 없었어요. 난 단지 참을 수 없는 이 통증 때문에 진통제가 필요한 것이지요. 통증이 없어지면, 제가 뭐 하러 진통제를 먹겠어요."

이러한 경우, 실제로 의사들이 진찰을 하면, 그들의 주장과는 달리 의학적으로 진통제 복용이 필요할 만한 신체적 증상을 발견할 수 없다. 따라서 의사들은 "신체적으로는 진짜 동통은 없어요. 모든 건 당신 마음에 있는 겁니다."라고 한다. 심지어 그들은 거짓말로 가장하거나 꾀병쟁이라는 비난을 받기도 한다.

잘 알려져 있지 않은 사실이기는 하지만 무의식은 다리골절이 생겼을 때 나타나는 통증과 똑같은 통증을 만들어낼 수도 있다.

일부 약물 중독자들은 원하는 약을 얻기 위하여 통증이 있는 양 가장하기도 하지만, 만성적인 통증이 있는 사람들은 가짜가 아닌 진짜 동통을 느낀다. 그러나 그 역시도 중독자체로 인해 생긴 것이다.

이런 종류의 통증을 호소하는 사람들은 일종의 합리화를 하고 있다. 그들 자신이 의식적으로 변명을 만들어내지는 않지만, 그들의 무의식이 변명을 만들어 낸다. 그들의 신체가 약물을 갈망하기 때문에, 그들의 무의식은 통증을 만들어 내게 되는 것이다. 이들이 모두 공통적으로 느끼는 것은 통증이며, 그들은 이 통증의 해소를 요구한다. 불행하게도, 대부분의 의사들은 환자의 고통을 외면할 수 없어 그들이 원하는 약물을 계속해서 처방해 준다.

만성적 통증을 가진 중독자들은 치료가 어렵다. 그러나 많은 중독자들이 성공적으로 치료되었다. 일찍이 만성적 요통으로 인해 심한 진통제 중독에 걸렸던 한 젊은 여자는 지금은 완치되어 진통제를 복용하지 않는다. 그녀에게 요사이 진통제의 도움 없이 어떻게 통증을 관리하느냐고 물어 보았더니 그녀의 대답이 "무슨 통증 말입니까?"라고 반문하는 것이었다.

◆ 투사

투사란 실제로 우리가 잘못한 일을 제 3자에게 전가해서 비난하는 것을 의미한다. 합리화에서와 같이 투사도 두 가지 기능을 갖는다.

1) 자신의 부정을 강화시킨다.
  - "난 알코올중독자가 아니야. 그녀 때문에 마시는 거라고."
  - "우리 사장 같은 사람을 만나 봐, 너도 약물을 사용하게 될걸"

2) 현상 유지를 보전하는데 일조한다.
  - "내가 왜 변화해야 해? 내 잘못이 아니라고. 그 사람들이 제대로 변하기만 한다면 내가 술 마시고 약을 사용할 필요가 없다고."

타인을 비난함으로써 중독자는 자신이 변해야 한다는 책임감에서 벗어날 수 있다. "네가 계속해서 나에게 그렇게 하는 한, 너는 내가 변화한다는 기대를 할 수 없지." 실제로 다른 이들이 변화하기를 기대한다는 것은 어려운 일이기 때문에, 음주나 약물사용은 계속될 수 있다.

중독환자에게 그들의 주장이 온당치 않다는 점을 확신시키는 것은 대체로 소득이 없는 일이다.

중독자들의 투사는 음주, 약물사용을 지속시키는 것이 주된 목적이기 때문에, 해당 중독 물질을 끊게 되면 이는 자연스럽게 없어진다. 가장 바람직한 접근은 "여러분이 변화시킬 수 있는 대상은 여러분 자신뿐이에요. 여러분의 건강을 위해 여러분이 할 수 있는 건전한 변화를 생각해 보고 이를 시도해 봅시다."라고 중독자들을 설득하는 것이다.

심리적인 문제를 가지고 있는 사람들이나 중독자들이 자신의 문제를 그들 부모의 잘못이라고 비난하곤 한다. 이 점은 대중 심리학이 본의 아니게 조장시킨 책임도 있다. 일부 중독자들은 과거의 일을 되뇌이는데 수많은 시간을 보내고, 이렇게 되뇌인 정보를 써서 자기 연민에 빠지고 또 약물사용을 정당화한다. 이런 경우 나는 "비록 여러분을 이렇게 만든 사람이 실지로 여러분 부모라고 할지라도 사실은 여러분들 자신의 잘못입니다. 우리는 과거를 돌릴 수는 없어요. 지금 우리가 할 수 있는 것은 여러분의 기능을 증진시키는데 필요한 변화를 가져오는데 초점을 맞추는 겁니다."라고 말 하는 것이 도움이 된다.

중독성 사고의 세 가지 요소들 즉 부정, 합리화 및 투사는 회복의 각 단계에서 반드시 다루어져야 한다. 이 요소들은 양파의 층층의 껍질같이 여러 층에 다 존재한다. 부정 · 합리화 · 투사의 한 껍질이 벗겨지면, 또 한 층이 그 밑에 존재한다. 이렇게 현실 왜곡을 차츰 점진적으로 벗겨내면 회복에 진전이 올 수 있는 것이다.

중독성 사고

Chapter 7

갈등에 대처하기

흔히들 정신병과 신경증의 차이를 두고, 정신증 환자는 "2 더하기 2는 5"라고 말하나, 신경증 환자는 "2 더하기 2는 4인데 그걸 내가 참을 수 없어"라고 한다는 것이다.

일반인들은 2 더하기 2는 4라는 것을 받아드리고 이에 적응하는데 어려움이 없다. 중독자 또한 이러한 적응을 하는데 큰 문제가 없다. 그러나 중독성 물질의 영향으로 중독자들은 때로는 정신병적이 되거나 또 어떤 때는 신경증 환자 같이 되기도 한다. 현실이 도저히 견딜 수 없게 되면, 중독자는 현실에 적응하려 하지도 않고 그렇다고 이런 저런 환상으로 현실을 날려 보내지도 않는다. 계속 약물을 사용하고 있는 중독자는 오히려 현실을 무시해 버린다.

중독성 물질 사용을 끊게 되면, 중독자는 중독성 물질사용을 통해서 해왔던 현실 회피를 더이상 할 수 없기 때문에 현실에 직면해야만 한다. 이 점이 실은 오랜 기간 동안 중독성 물질 사용을 끊는 것을 요구해왔던 중독자의 가족들이 그 중독자가 실제로 약물을 끊었을 때 오히려 실망하게 되는 것을 이해하는데 도움이 된다. 즉, 중독성 사고를 극복하는 도움을 받지 않고 중독성 물질을 중단한 경우 중독자는 중독생활을 할 때 보다 인생 살아가기가 더 어려워진다. 그래서 심지어 일부 가족들은 중독자가 다시 술을 마시거나 약물을 사용하는 것을 슬며시 부축이기도 한다.

중독자들이 갖는 갈등은 일반인들의 갈등에 비해 그리 다르지 않다. 일단 중독이 자리 잡으면, 중독성 물질로 인해 마음의 혼란이 오고 그 결과로 인해서 많은 갈등이 생겨난다. 따라서 견딜 수 없는 압도적인 갈등이 중독성 물질의존의 원인이 아니라는 것이다. 오히려, 중독자의 왜곡된 인식이 현실을 받아드리기 어렵게 만드는 것이다.

◆ 왜곡된 자아상

중독자의 가장 큰 왜곡은 자신에 대한 이미지의 왜곡이다. 이런 저런 이유로 인해 중독자는 자신이 몹시 부적합하다고 느낀다.

- 약물 중독인 한 젊은 여성이 자신이 몹시 추하게 생겼다고 믿고 이성교제를 하지도 않고 거울도 보지 않는다.
- 병리학 교과서의 저자이고 약물 의존자인 사람이 자신의 강의 중에 누군가가 자기와 반대 의견을 제시하면 어쩌나 하는 염려 때문에 자신이 국제적인 권위로 잘 알려져 있는데도 불

구하고 의사들 앞에서 강의하는 것을 몹시 불안해 한다.

- 알코올 중독이 된 한 여성 변호사는 능력이 매우 뛰어났음에도 불구하고 자신이 하는 일이 충분하지 않다는 생각에 매일 공포 속에서 살아간다.

그녀는 "나의 삶은 지뢰밭 속을 걸어가는 것 같다"고 고백한다.

가식의 꺼풀을 모두 벗겨내면, 중독자는 매우 낮은 자존감을 가지고 있다. 만일에 이 왜곡된 자기 개념이 고쳐지지 않는다면, 중독성 사고자는 지속적인 회복의 유지가 매우 어렵거나 또는 불가능해지며, 심지어 정신병, 신경증 내지는 또 다른 종류의 중독자가 될 수 있다.

중독자들이 갖는 자신에 대한 왜곡된 개념은 중독성 물질의존이 되기 전, 때로는 오래전부터 형성되기 시작한다. 중독성 물질 사용으로 생기는 낮은 자존감은 그 종류가 다르다. 즉 현실에 대한 잘못된 개념에서 오는 것이 아니다. 어제의 일도 기억하지 못하거나, 숙취가 있거나, 여러 사람 앞에서 망신스러운 모습을 보이거나, 경찰서 유치장에서 아침 잠을 깨는 등은 결코 자랑할 일이 아니다. 이러한 일들은 중독자들로 하여금 스스로 낮은 자존감을 갖게 하는 정당한 이유들이다.

◆ 부정적 자아상의 변화

37세의 학교 교사인 수잔은 자살시도가 있은 후 치료를 위해 입원하게 되었다. 자살시도가 있기 전에 수잔은 알코올중독으로 인하여 직장을 잃었다.

그녀는 입에서 나는 술 냄새를 감추고자 바닐라 농축액을 마시면서 일했으나 결국 그녀의 역기능은 날로 심해져서 해임되고 말았다.

그녀는 극도의 우울증에 빠졌고, 그리고 몹시 자신을 비하하게 되었다. 나는 수잔에게 그녀 성격의 장점이 무엇이냐고 물었지만, 그녀는 자신에게서 아무런 장점을 찾지 못했다.

그래서 나는 그녀가 수석졸업생이며 모범적인 동아리활동으로 상을 받은 적이 있었다는 사실을 일깨워 주었다. 나는 “수잔 당신은 적어도 머리가 매우 명석하다는 말은 할 수 있습니다. 멍청한 사람에게 이런 상들을 주는 경우는 없지요.”라고 말했다.

수잔은 슬픈 표정으로 고개를 저으며 “내가 동아리 상을 받을 거라는 말을 들었을 때, 나는 그 사람들의 결정은 잘못된 것이라고 생각했었습니다.”라고 말했다.

중독자가 갖는 부정적인 자아상, 즉 중독성 물질 사용 이전부터 가지고 있었던 낮은 자존감을 바꾸기 위해서는 자신이 능력있는 사람이라는 점을 믿게 해줘야 한다. 이것은 인생이 절망상태에 빠진 사람에게는 엄청난 도전이 아닐 수 없다. 우리가 잊지 말아야 할 것은 교정이 필요한 것이 인생 파국에 이미 빠진 사람의 낮은 자존감만이 아니라, 파국이전 그 사람의 낮은 자존감도 교정이 필요하다는 사실이다. 많은 중독자들은 자신들이 현실에 적응할 수 없다는 생각에서 알코올 또는 기타 약물에 의존하여 현실을 회피하고자 한다. 이들은 현실에 대처해 나갈 수 있는 건전한 능력을 자신들도 가지고 있다는 사실을 반드시 배워야 한다. 아래의 이야기는 중독자의 내면 깊은 곳에 갈등에 대처해 나갈 능력이 이미 존재하고 있다는 사실을 잘 예시해 준다.

이미 가지고 있는 내재된 능력의 인식

하루는 공과금을 내려고 고지서를 정리하고 있었는데 돈을 내려고 계좌잔액을 확인하다 나는 너무도 놀랐다. 통장에 잔액이 충분치 않았기 때문이었다. 나는 돈이 어디로 빠져 나간 것일까 하고 이리저리 궁리하였지만 끝내 생각해낼 수 없었다. 그래서 나는 (1) 현금 대출 서비스를 받던지, (2) 그 달의 공과금을 내지 않던지 양자 간에 택일을 해야 했다. 어느 것도 마음에 들지 않았지만, 나는 후자를 택했다.

10일 정도 지난 후에 계좌거래 명세서가 도착했고, 놀랍게도 은행에는 내가 생각했던 것보다 훨씬 많은 잔고가 있다는 사실을 알게 되었다.

분명히 내가 입금된 사실을 기록해 놓지 않았던 것이었다. 돈이 없다는 것에 대해 실망할 필요도 현금 대출 서비스를 받을 필요도 없었던 것이다.

나의 문제는 내 계좌에 충분히 돈이 있었음에도 불구하고 그것을 몰랐다는 점이다. 내가 현금 대출 서비스가 필요 없다는 사실을 깨닫기만하면 되었던 것이다.

같은 맥락에서, 중독성 사고를 가진 사람들에게 필요한 것은 이미 존재하고 있는 것을 깨닫는 것이다. 모든 중독자들은 그들이 필요한 기법들을 가지고 있다는 사실을 깨닫기만 하면 여러가지의 갈등이 무엇이건 간에 이에 대해 대처할 능력이 있는 것이다.

어떻게 하면 자존감이 낮은 사람들에게 자신의 가치가 있다는 사실을 확신하게 할 수 있을까? 우선은 우리가 그들이 가치가 있다는 사실을 확신하는 것으로부터 시작해야 한다. 우리가 그들을 가치 있는 인간으로 소중히 여기면, 우리의 이런 마음이 그들에게 전달된다고 생각해도 좋다. 입에 발린 칭찬이나 아부는 아무런 가치가 없다. 반면에 우리는 그들이 과거나 현재에서 보여주었던 긍정적인 면 모두를 알아내려는 노력을 항상 기울여야 하고, 그래서 그들이 왜 스스로 자랑스러운지 그 근거를 제시해줘야 한다. 일반적으로, 사람들은 남이 잘못한 일을 찾아내는데 익숙하다. 중독자들과의 관계에 있어서는, 중독환자들 행동에서 올바른 것들을 “잡아내는데” 노력해야 하고 그리고 그러한 일을 칭찬해 주어야 한다.

중독자들에게 그들의 왜곡된 현실의 개념을 바로 잡게 해주는 것은 매우 복잡한 작업이다. 현재 42세인 사람이 자신에 대한 불신이 3살 적부터 시작되었을 수도 있다. 이런 왜곡된 생각을 바로 잡기 위해서는 많은 시간과 노력이 필요하다. 그리고 한 가지 명심할 것은 중독자들에게는 이 왜곡된 개념이 바로 현실이다.

◆ 흑백논리

중독성 사고는 종종 사고의 경직성으로 특징짓기도 하는데, 한편 “흑백논리”라고 부르기도 한다. 중독 상태에서는 문제를 해결하는데 있어 “융통성”이 있을 수 있다는 사실을 거의 생각하기 어렵기 때문에 그의 생각은 극단적이 되기 쉽다.

예를 들어, 막 새롭게 회복을 시작한 한 남자가 결혼 생활을 계속해야 할지, 이혼을 해야 할지 결정을 하지 못하는 경우가 있었다.

사실 그는 자신이 단주를 시작하고 잠시 부인과 별거하면서 부인을 상담 받게 할 수도 있었다. 그러나 그는 이런 대안을 전혀 생각해 내지 못했다.

중독자들은 또 다른 대안의 방법을 생각해내지 못하는 것과 유연성이 없는 것 때문에 대인관계에서 많은 좌절을 겪는다. 왜냐하면 대부분의 일반인들은 양쪽 어느 쪽이나 극단적 선택에 대해서 불편하게 느끼기 때문이다. 중독성 사고를 하는 사람들은 왜 양쪽 극단 사이에서 중도적인 가능성들을 보거나 대안을 강구할 수 없는지에 대해서는 아직 명쾌하게 알려진 바가 없다.

이점에서, 중독자들의 사고논리에 오류가 있는 것 같지는 않다. 만일에 양자택일 외에 다른 방법이 없는 상황에서 양쪽 모두가 만족스럽지 않다면 좌절감을 느끼는 것은 당연한 일이다. 우리가 중독성 사고의 본질을 이해하지 못한다면, 갈등이 생겼을 때 중독자가 갖는 좌절감에 속아 넘어가고 또 이 좌절을 같이 나누었을 것이다. 이점에 우리가 정신 차리고 주의하면 중독자가 올바른 해결책을 찾을 수 있도록 도와 줄 수 있다.

중독성 사고

Chapter 8

과민

중독자의 태도와 반응을 좀더 이해하려면 그 중독자의 배경에 대하여 이해하는 것이 매우 중요하다. 어떤 경험에 대한 한 개인의 극히 비정상적인 반응을 이해하려면 그 경험을 둘러싼 여러 상황들을 파악한 후에라야 가능하다.

만일 누군가가 지극히 평범한 접촉, 예를 들어 복잡한 엘리베이터 안에서 다른 사람과의 경미한 접촉을 가지고도 극도로 화를 내는 사람을 보면, 우리는 ***"저 사람, 왜 저래"***하고 의아해 할 것이다. 아니면 '그 사람 성격 급하네' 라고 생각할지도 모른다. 어떤 경우에든 그 분노의 정도가 지나치다고 생각할 것이다.

만일에 물집이 잡힐 정도로 햇볕에 심한 화상을 입었다고 생각해 보자. 이 경우에는 상황이 완전히 바뀌게 된다. 이런 경우에는 '지극히 가벼운 접촉으로도 극심한 고통을 느낄 수 있었겠구나' 하는 점이 이해가 되고 또한 그 사람의 노여움의 폭발이 적절한 것은 아니더라도, 적어도 그가 왜 그런 과민반응을 보였는지 이해가 될 수도 있다.

이와 같은 화상의 경우는 쉽게 이해할 수 있지만, 그러나 일반적인 경우에는 사람들의 감정적 예민도는 그렇게 잘 이해되지 않는다. 그러니까 우리가 한 사람의 독특한 예민성을 이해하지 못하고서는 그가 보이는 과민한 반응을 이해할 수 없다.

나는 왜 다른 사람들은 그렇지 않은데 하필 중독자들은 술을 마시고 약물 사용에 의존해야 하는지에 대해 많이 생각해 보았다. 유전적이고 생리적인 차이점이 중독을 야기하는데 중요한 역할을 한다. 그러나 이것만으로는 우리의 의문점이 모두 해소되지 않는다.

◆ 고민과 불쾌감으로부터의 해방

많은 사람들이 짜릿한 쾌감을 느끼기 위해 술을 마시고 약물을 사용하지만, 상당수의 사람들은 정상이라고 느끼기 위해 약물을 사용한다. 중독성 물질 의존자들에게는 술과 약물이 일종의 감정마취제라 할 수 있다. 왜냐하면 이들은 술과 약물을 찾는 이유가 고민과 불쾌감에서부터 벗어나기 위한 것이기 때문이다.

세상의 모든 사람의 삶속에 스트레스를 주는 상황들이 많은 것은 사실이다. 그러나 대부분의 사람들이 그들의 고민을 해결하기 위하여 술을 마시거나 약물을 사용하지 않는다.

그런데 어떤 사람들은 스트레스에 유난히 민감하게 반응하는 것 같다. 이 부류의 사람들은 다른 사람들에 비해 일반적으로 감정적 불편감을 더욱 심하게 느낀다. 중독자들의 대부분은 감정적으로 과민하며 일반인들에 비해 한층 강렬한 감정을 가진 것 같다. 중독성 물질에 의존하는 사람들은 평상시에도 매우 강렬한 감정으로 과도하고 예민한 반응을 보인다. 예를 들어, 그들이 사랑할 때는 강력하게 사랑하고, 그들이 미워할 때 매우 심하게 미워한다.

중독자가 보이는 감정적인 예민함은 태양 광선때문에 화상을 입은 예민한 피부와 유사하다고 할 수 있다. 일반인에게는 감정적 고통을 느끼게 하지 않는 정도의 자극이 중독자에게는 매우 심한 고통을 야기할 수 있다.

많은 중독환자들은 친구가 없는 외톨이들이다. 표면적으로는, 그들은 반사회적이고 고독을 즐기는 것처럼 보이지만 반드시 그런 것은 아니다. 인간은 천성적으로 누군가와 같이 있기를 원한다. 외톨이들은 소외되는 것을 즐기는 것이 아니라, 소외되는 것이 일종의 차선책으로 여겨질 뿐이다. 중독자가 사람들과 어울리게 되면 사람들로부터 거절당할 수 있는 가능성에 노출되는 것이다. 누군가로부터 거절당하는 것을 좋아할 사람은 없겠지만, 그러나 중독자에게는 거절은 절망적으로 느껴진다. 다른 이들은 전혀 신경을 쓰지 않는 상황에서도, 중독자들은 종종 거절당하는 것을 예측한다.

대단히 모순적이지만, 거절 당할지 모른다는 예측때문에 중독자는 지속적인 불안의 고통에 사로 잡히게 되고, 이 불안을 견디지 못해 거칠고 호전적인 행동을 보이게 되는데, 결국은 이 불안에서 벗어나 편해지려고 스스로 거절을 자초하는 결과를 가져오게 만든다. 또는 이와는 반대로 중독자는 상대방을 잡아 붙들고 그에게 매달림으로써 거절당하는 것을 피하려 하기도 한다.

이러한 이유로 중독자들은 사회적으로 움추러들거나 사나운 언행 및 병적인 질투 등을 보이곤 한다.

도입부분에서 나는 왜곡되고 중독성인 사고방식은 늘 약물중독의 결과로 생기는 것이 아니라 종종 중독 이전에도 있을 수 있다고 말했다. 감정적인 과민도 마찬가지다.

"나는 너희들과는 달라"

19년째 단주하고 있는 한 남자가 AA 모임에서 다음과 같은 말을 했다. "제가 19살쯤 되었을 때, 전 세상 사람들과 다르다고 느끼기 시작했습니다. 왜 그런 느낌을 가졌는지는 저도 모르겠습니다. 그러나 분명히 다르다고 느꼈습니다. 사람이 가득 차 있는 방안에 걸어 들어가면, 제가 거기에 있는 모든 사람들과 같이 한 자리에 낄 수 없다는 느낌이 들어 기분이 좋지 않았습니다. 그냥 저한테 맞지 않는 자리란 생각이었죠. 수년이 지나고 처음으로 술을 마셨을 때, 순간 저는 제가 세상의 한 부분이라는 기분을 느꼈습니다. 저도 이 세상에 설 자리가 있다는 거죠."

이 사례는 대부분의 중독자들이 알코올 또는 약물사용 이전에 경험하는 강렬한 '무언가 나는 다르다는 느낌'을 우리에게 생생히 예시해 준다.

햇볕 화상이 매우 민감하게 만들어, 누군가가 살짝 만지기만 해도 매우 심한 동통을 느끼지만, 이런 화상 입은 사람은 건드린 사람이 일부러 그런 고통을 주려는 의도가 없었다는 사실을 알고 있다. 그러나 과민한 중독자의 상당수는 자신들의 심한 감정의 예민성을 알지 못하고, 그 결과 남들의 악의 없는 행동이나 말에도 마치 적대적인 의도가 있다고 생각하게 되어 자기도 이에 따라 격하게 반응한다.

중독적 논리를 사용하는 사람의 반응을 관찰하는 경우, 우리는 햇볕 화상환자의 사례를 잊지 말아야 한다. 이것이 우리에게 좀 더 넓은 이해를 가질 수 있게 도와준다.

중독성 사고

Chapter 9

병적인 기대

종종 중독성 사고를 하는 사람은 아무런 근거도 없는데 어떤 재앙이 닥칠 것이라는 예측을 하고 긴장한다.

세상을 살다보면 좋은 일도 나쁜 일도 생기게 마련이다. 대부분의 사람은 이 두 가지 모두를 겪고 살아간다. 중독자만이 부정적인 앞날에 대해 미리 걱정하고 대비하는 것은 아니다. 다만 중독자들은 다른 사람들보다 그 걱정을 더 자주한다.

어떤 사람들은 낙천적이다. 동물의 배설물 더미를 보면, 그들은 조랑말이 있을 것을 예상하고 찾는다. 그러나 비관적인 사람들의 경우 정갈한 음식으로 가득한 뷔페를 보았을 때 그들은 식중독을 걱정한다. 왜 인간이 이처럼 극단적으로 반대되는 태도를 갖는지에 대해서 이해한다는 것은 쉬운 일은 아니다.

많은 중독자들은 좋은 일이 생겨도 그 좋은 것을 보지 못한다. 중독성 사고에 빠진 사람들은 이런저런 징크스가 있다는 병적인 근심에 사로잡혀 있는 것 같다. 한편 이들은 어떤 일이 순조롭게 진행되어도 그것이 결국은 실패할 것이라 생각한다. 심지어 중독자 중의 일부는 성공의 문턱까지 다가갔을 때 스스로 이를 와해시키는 패턴을 가지고 있다.

◆ *파멸에 대한 예감*

32세인 톰은 단주기간이 3개월 이상 넘은 적이 없었다. 그런데 마지막 재활치료기간 동안에는 톰은 그 징크스를 깬 것처럼 보였다. 톰은 1년 가까이 단주하여 1주년이 다가오는데 바로 단주 1주년 기념일 3일 앞두고 술을 마셔 다시 입원하게 되었다.

톰은 울면서, "제발 믿어 주세요. 전 이제 술 마시는 것이 즐겁지 않아요. 전, 12살 이후로 3개월 이상 단주해본 적이 없어요. 근데 벌써 1년이나 됐잖아요. 직장에선 승진도 했고, 정말 오랜만에 집사람이 저에게 사랑한다고 말하더군요."라고 했다.

톰은 계속해서 "저는 모든 일이 너무나 잘 나가서 이건 도저히 지속될 수 없다는 것을 알았어요. 뭔가 끔찍한 일이 일어날 줄 알았다고요. 전화벨이 울릴 때마다 제 딸아이가 차에 치었다는 전화가 오는 것처럼 느껴졌어요. 이 끔찍한 걱정을 끝내버리려고 술을 마셨어요."

중독자들이 갖는 병적 기대를 이해한다는 것은 매우 중요하다. 가족들과 치료진들은 회복 중인 중독환자가 직장에서 성공하고 행복해 보이는 것을 보고 고무될 수도 있다. 사실 눈에 보이는 행복한 모습을 본다면 회복중인 중독자의 외모에서 보이는 피상적인 행복 밑에 *"난, 안 돼."*라는 생각이 깔려 있다는 사실을 알아채긴 힘들다. 가끔 이런 신경을 건드리는 불안한 기대가 견디기 힘들어지면 중독자는 ***"젠장, 모르겠다. 빨리 끝을 봐야겠다!"***라고 생각한다.

만일 회복 중인 사람이 정상적인 사고방식을 가진 사람이라면, 모든 것은 순조롭게 진행될 것이며 상황이 급격히 악화되는 이유가 없다고 안심시켜 주는 것이 이치에 맞는 일이다. 그러나 중독에서 회복중인 사람은 다르다. 아직도 중독성 사고논리의 틀을 벗어나지 못하고 있기 때문에(단주를 했는데도 즉시 없어지지 않고) 합리적인 설득을 해도 별효과가 없다. 회복 초기의 중독자는 논리적으로 그러한 사고의 문제점에 대해서 논의해 보면 표면상으로는 수용적이고 그래서 문제가 없어 보인다. 그러나 안에서는 또 다른 사고체계가 작용하고 있다.

중독자를 돕는 방법을 논의할 때마다 나는 이 점을 다시 제시하고 논할 것이다. 일단 여기서는 중독자들이 가끔 다가올 파멸의 먹구름 속을 걷고 있는 것처럼 느끼고 있다는 점만은 반드시 명심해 주실 것을 당부드리고 싶다.

중독성 사고

Chapter 10

남을 조작하기

중독성 사고는 술과 약물을 사용하기 이전에도 있을 수 있다. 그러나 알코올 또는 기타 약물의 사용으로 이차적으로 생긴다고 볼 수 있는 특징 하나가 있다. 즉, 조작(躁作)이다.

일반인들도 때때로 남을 조작하고, 중독자들도 음주나 약물 사용 이전에 남을 조작한 일이 있었을지도 모른다. 그러나 술과 약물을 하게 되면 이 문제는 급속도로 악화된다. 그 사람들은 자연히 거짓말을 하고, 잘못을 은폐하고, 조작을 하게 된다. 중독자들은 남을 조작하는 데는 전문가가 되고 시간이 지나면서 이 조작이 뇌 속에 각인되어 하나의 성격적 특성으로 남게 된다.

조작은 알코올 내지 약물 사용을 그럴듯하게 설명하거나, 문제들을 은폐하거나, 음주 내지 약물 사용을 더 늘릴 수 있는 상황을 조성하기 위해 쓰이는 일종의 방어로 시작된다. 그러나 조만간에 이 조작은 곧 중독자의 삶 속에 확고한 자리매김을 하게 된다. 급

기야는 중독환자는 비록 아무 것도 얻을 것이 없는데도 조작을 하기 위하여 조작을 하고 거짓말을 위해 거짓말을 하게 된다. 즉 조작과 거짓말이 어떤 목적을 얻기 위한 수단이 아니라 그 자체가 목적이 되는 것이다.

◆ 속아 넘어가지 않기

필은 약물과 알코올 중독에 빠져 지내는 동안 새벽이 되서야 집에 돌아오거나 며칠씩 집에 들어오지 않기도 했다. 재활치료를 끝낸 필씨는 AA와 NA(익명의 마약 중독자 모임)에 자주 참석했다. 하루는 모임이 끝나고 그는 몇몇 친구들과 밤새도록 영업하는 커피숍으로 자리를 옮겨 자정까지 자신들의 소모임을 계속하였다.

필의 아내는 그가 예정했던 밤 10시 30분이 되어도 돌아오지 않자, 최악의 사태가 일어났을 것으로 짐작하였다. 마침내 필이 집에 돌아오자, "왜 전화를 해서 늦는다는 얘기를 하지 않았죠?"라고 다그쳤다.

이에 필은 "전화했었어, 그런데 아무도 받지 않더군."이라고 말했다.

필의 아내는 전화벨이 한 번도 울린 적이 없었던 것을 알고 있었고, 커피 가게의 소모임에 대한 그의 설명이 의심스러웠다. 그러나 결국에는 필의 스폰서가 그 사실을 확인해 주고 나서야 그녀는 안심할 수가 있었다.

나는 이 일을 필과 상의했고, 필은 "사실 난 전화하지 않았어요. 그런데 왜 전화했다고 말을 했는지 모르겠어요. 거짓말인지 알고 있었어요. 근데 그냥 거짓말이 자연스럽게 나오더라고요."라고 말했다.

나는 치료를 받기 위해서 오는 환자들에게 자신을 속이지 말아야 한다는 점을 자주 강조한다. 남을 속여서 일시적인 이익을 취할 수도 있다. 그러나 자신을 속였을 때 얻는 것은 텅 빈 껍데기의 승리 뿐이다. 이때 승리자가 바로 패배자이기 때문이다.

회복 초기의 어떤 중독자들은 자신들이 순간적인 깨달음을 얻었다고 주장하기도 한다. 그들은 자신이 중독에 빠져 얼마나 배려가 없고 또 이기적이었는지.... 그래서 앞을 제대로 가리지 못했었는지를 어느 순간 뼈저리게 느꼈다는 것이다.

그들은 *"이제 내가 파괴적이던 나의 행동을 잘 알고 있으니까, 내가 다시 그런 행동으로 되돌아갈 정도로 어리석지는 않다."*라고 생각한다.

더러는 이제 진리를 깨닫게 되었으니 더 이상 치료가 필요치 않다고 생각하여 치료를 중단하기도 한다. 또는 계속 치료는 받으면서 동시에 스스로 다른 환자의 "치료자"로 자처하여 그들이 자신이 경험한 것과 같은 "순간의 깨달음"을 가질 수 있도록 돕기도 한다.

이 모두, 말도 안 되는 소리다! 수 년간 몸에 밴 중독성 사고와 행동을 하루 아침에 떨쳐 버릴 수는 없다. 중독자 자신들은 꾸밈이 아니라 진지하다고 수없이 항변하지만, 그들은 아직도 조작을 하고 있는 것이다. 중독자들이 자기 자신을 속여 순간적으로 회복되었다고 믿는 것은 비극이다.

경계심을 늦추고 있으면 치료자도 중독환자들의 "순간적인 깨달음"에 속아 넘어갈 수 있다. 다른 환자들처럼 끝도 없는 부정, 거짓말하는 것과 싸우지 않아도 되니 얼마나 좋아! 회복의 중요한 문제점을 바로 알아차리고 행동하는 환자를 만나다니 얼마나 마음이 놓이는지! 여기 2주 만에 4번째 단계(도덕성 목록 받아들이기)를 바로 시작할 수 있고 바로 다음 날 5번째 단계(다른 환자들과 자신의 인생사를 공유하는 것)를 시작할 수 있는 그런 사람이 있구나! 라고 생각할지도 모른다.

이런 환자는 12단계를 순서대로 밟아가기 보다는 초고속 엘리베이터를 타려고 하는 사람이다. 따라서 치료자는 주의해야 한다. 이것은 전형적인 조작이다. 확률적으로, 이 환자는 치료센터에서 나온 후 집으로 가는 길에 바에 들리는 사람이다.

종종 "지름길"은 여러분이 의도하지 않았던 곳으로 갈 수 있는 가장 빠른 길이 될 수도 있다. 왜 어떤 사람은 꼭 이 "지름길"을 택하게 될까요? 일반적으로 목적지에 빨리 도착하기 위해 "지름길"을 택하는 것이 정상적 사고인데, 대조적으로 중독성 사고에서는 "지름길" 그 자체가 바로 목적인 것이다. 어디로 가야 할지 그 목적지가 없는 것이다.

중독성 사고의 다른 특징들과 같이, 중독자의 "지름길"이나 조작은 표면적으로는 그리 터무니 없는 것으로 보이지 않는다. 따라서 사람들이 속기 쉬운 것이다. 게다가, 이러한 조작들은 중독성 물질들을 끊는다 해도 곧바로 소실되지 않는다. 회복중의 중독자가 조작 행동을 버리기까지는 오랜 시일과 많은 노력이 필요하다.

중독성 사고

Chapter 11

죄책감과 수치심

흔히 중독자들은 죄책감에 싸여 있다고 생각한다. 중독자들의 참회를 들으면, 우리는 이들이 얼마나 깊은 죄책감을 느끼는지 알게 된다.

중독자들이 실지로 진심 어린 후회를 할 때도 있다, 그러나 그들은 보통 죄책감이 아니라 수치심을 가지고 있는데 이 둘간의 차이점은 매우 크다.

◆ *죄책감과 수치심의 차이*

죄책감과 수치심의 차이는 다음과 같다.

- 죄책감을 갖는 사람은 "내가 한 일에 대해 죄책감을 느낀다." 고 한다.

- 수치심에 차 있는 사람은 "내 자신에 대해 부끄럽게 느낀다."고 한다.

왜 이 둘의 차이점이 중요한 것일까? 그 이유는 사람들은 자신이 ***"한 일"***에 대하여 사죄하고, 끼친 손해를 배상하고, 잘못을 시정하고 그리고 용서를 구할 수 있다. 그러나 안타깝게도 자신의 ***"정체"***를 바꿀 수는 없다. 대표적인 예가 중세의 연금술사들이다. 그들은 납을 금으로 바꾸려는 쓸 때 없는 노력으로 평생을 허비하였다. 수치심을 느끼는 사람은 ***"나의 본질을 내가 바꿀 순 없어. 내가 열등하게 태어났으니까 내가 변해보려고 노력할 이유가 없지. 그래 보았자 부질없는 짓이지."***라고 생각하며 어떠한 노력도 하지 않는다.

죄의식을 느끼는 사람은 스스로 잘못된 행동을 바로 잡을 수 있다. 그러나 수치심을 느끼는 사람은 변화를 포기하고 실의에 빠진다.

중독자들을 면밀히 분석해보면, 그들의 자존감은 매우 낮고, 가슴속 깊이 열등감이 자리하고 있음을 알 수 있다.

◆ 수치심은 어떻게 생기나?

수치심이 어떻게 해서 발달하는지를 밝히는 것이 항상 가능한 것이 아니다. 수치심이 생기는 이유에 대해 로날드와 패트리시아 파터-에프론 부부(Ronald and Patricia Potter-Efron)는 그들의 저서 ***"수치심 떨쳐버리기"***에서 수치심의 원인으로 유전적 · 생물학적 특성, 문화, 가족배경, 수치스러운 인간관계 그리고 자신을 부끄럽게 하는 생각과 행동 등을 기술하고 있다. 그러나 또 다른 원인으로 인간이 이 세상에 태어나서 자라는 과정에 기인한다고 말하기도 한다. 인간은 지구상의 그 어떤 생물체보다 생후에 오랜 기간 동안 무기력하여 부모에 의지하여야 한다. 동물의 새끼들은 생후 며칠이 되지 않아 뛰어다니기 시작하고, 몇 주가 지나면 자신들의 먹이를 스스로 사냥할 수 있다. 그러나 사람은 출생 후 수년 동안 어른의 돌봐줌이 없으면 살아갈 수 없어 죽게 된다. 비록 신체적으로 성숙해졌다 하더라도, 어떤 아이들은 30세가 되었는데도 부모님의 경제적 도움에 의존한다. 타인에게 의존한다는 사실은 자존감을 높이는데 도움이 되지 않는다. 즉 무기력함과 의존성은 열등감이 들게 한다.

그래서 자녀들이 자존감을 갖노록 하기 위해서는 부모들이 현명한 노력을 기울여야 한다.

자녀를 과잉보호하거나 자녀를 위해 너무 많은 것을 대신 해주는 부모 아래서 자라난 아이들은 좀처럼 극복해 나가는 능력을 갖출 기회를 갖지 못한다. 감당할만한 능력이 아직 없는 아이에게 부모가 과도한 것을 요구하는 경우에도 아이들을 스스로 부적합하다고 느끼게 만든다. 사실, 이상적인 부모와 환경에서 자란다는 것은 드문 일이다. 따라서 많은 사람들이 자라면서 불확실한 자존감을 갖게 되어 자연히 수치감을 품게 된다.

◆ 왜 특별히 중독자가 수치심을 느끼는지

중독자의 낮은 자존감이나 수치심은 보통정도가 아니라 매우 심하다.

감정적으로 건강한 사람의 경우에는 죄책감만 느끼고 끝날 일을 두고, 중독자는 마치 전기의 합선회로가 생긴 것 같이 즉시 수치심이 생긴다. 예를 들어, 에어컨 스위치를 튼다고 했을 때 에어컨 대신 전등불이 들어오고 또 식기세척기의 전원을 눌렀는데 전기 음식 분쇄기가 돌아가는 식이다. 분명히 배선이 잘못되어 있는 것이다. 바로 중독자에게 이와 같은 혼선이 일어나는 것이다. 보통 사람들에게 죄책감으로 느껴져야 할 일을 중독자는 수치심으로 느낀다.

중독자는 종종 부적절하고 무책임하며 심지어 비도덕적인 행동을 하기 때문에 심한 죄책감을 느끼게 되는데 있어서는 충분한 이유가 있을 수 있다. 그런데 여기서 중독자들은 죄책감 대신에 엄청난 수치감을 느끼게 된다는 것이다.

수치심은 단지 비생산적일 뿐만 아니라 반생산적이다. 예를 들어, 성능은 좋지만 부분적인 결함이 있는 차가 있다고 가정해 보자. 여러분은 이 부분적 결함을 수리하여, 차가 다시 잘 달리도록 할 것이다. 그러나 만일 재수없는 나쁜 차를 사서 고장난 곳을 고쳤는데 또 다른 곳이 고장난다면, 여러분은 아마 지쳐 실망한 나머지 두 손 들고 말 것이다. 더 이상 차를 고친다는 것은 의미가 없다는 합리적인 결론을 내릴지도 모른다.

이것이 바로 중독자의 사고에서 일어나는 현상이다. 이 엄청난 수치심으로 인해 중독자는 그들의 잘못을 바로 잡으려는 노력이 부질없는 것이라 여긴다. 잘못을 바로 잡으려는 시정행위로 그들은 죄책감을 없앨 수 있을지 모르지만 이것이 중독자 스스로가 느끼는 결함의 도식을 변화시킬 수는 없다.

중독자가 후회하는 것은 봄의 민들레만큼이나 흔한 일이다. 중독자의 눈물은 보는 이의 마음을 비통케 한다. 이 장면을 중독자의 사고를 모르는 이가 보고 들으면 이 사람이 결단코 다시는 한 방울의 술이나 약을 하지 않을 것이라고 확신하게 된다.

44세의 전기 기사인 에드는 자신이 알코올 중독인 것이 탄로날까봐 멀리 떨어진 다른 도시에 있는 재활센터에 다닌다.

입원을 한 후 에드는 깊은 후회에 잠겨 있었다. "제가 가장 사랑하는 사람들에게 어떻게 그런 불명예를 안겨드렸죠? 저의 가족에게 어떻게 제가 그런 행동을 할 수 있었을까요? 저는 우리 가족들을 사랑해요. 그런데 전 그들에게 최악의 행동을 해 왔어요. 제가 다시 술을 마신다면, 전 죽어버리겠어요."

이 고백을 한 그날 밤 에드의 행동이 이상하다는 연락이 간호사로부터 왔다. 내가 지시한대로 간호사는 그의 방을 뒤졌고, 3/4만큼이나 마신 보드카 한 병을 찾아냈다.

에드의 참회는 거짓은 아니었다. 그러나 그것은 죄책감이기 보다는 수치심에서 나온 것이었다. 에드는 자기가 무엇을 했든지 그와 상관없이 자기 자신은 남편과 아버지로서 항상 부적합하다고 느꼈기 때문에, 자기가 단주했다 해서 자기가 좀 더 나은 사람이 될 수는 없다고 생각했던 것이다. 에드는 그가 끼친 아픔과 상처로 인해 그의 가족은 도움이 필요한 상황인데도 불구하고, 자신은 술을 마시건 안 마시건간에 실제로는 아무런 차이가 없다고 생각했기 때문에 술을 끊기 위해서 입원한 병원에 술을 몰래 가지고 들어와 마셨던 것이다. 이것이 바로 중독성 사고이다.

심리학자이자 중독치료 전문가인 락클 러너(Rokelle Lerner)는 12단계 프로그램이 수치심을 죄책감으로 바꿔 놓는다고 하였다. 12단계 프로그램은 중독자들이 자기가 병이 있다는 사실을 알게 도와준다. 중독자들이 스스로의 행동에 대해 전적으로 책임을 져야 하지만, 이 병이 생긴 것은 그들의 잘못이 아니다. 중독자들은 일단 치료 프로그램에 참여하게 되면 그들이 완전히 단주하는 것 뿐만 아니라 성격적 특성에도 큰 변화를 일어나기를 기대한다.

중독자들이 일단 다른 회복 중인 사람들에게 받아들여지게 되고 회복중인 사람들이 프로그램에 열심히 참여함으로써 그들의 성격에 큰 변화가 오게 되어 다른 사람으로부터 존경 받고 사랑받게 되어가는 과정을 목격하게 되면, 비로소 중독자들 그들 자신들도 근본적으로는 선량한 사람이라는 것을 깨닫게 되는 것이다. 여기서 반드시 선행되어야 할 것은 우선 단주이고 그리고 나서 성격의 분석이다. 이런 과정을 통해 수치심이 죄책감으로 변한다. 즉, 자신의 과거를 탐색하고 정리하고 이것을 다른 사람과 이야기하면서, 죄책감을 감소시키는데 도움이 되는 모든 것을 동원하여 이를 교정해야 한다. 이 프로그램을 단계적으로 따르는 중독자들은 결국 생산적인 사람으로 변화하며 비로소 가족과 주변의 사랑과 존경을 받기 시작한다.

중독성 사고

Chapter 12

만능과 무능

중독성 사고가 갖는 한 가지 특징은 자신이 모든 것을 통제할 수 있다는 착각이다. 정도의 차이는 있지만, 모든 중독자 및 공동의존자는 자신에게 무한한 능력이 있다는 일종의 만능환상이 있다.

술이나 기타 약물에 중독된 사람의 대부분은 종국에 가서는 중독성 물질에 대한 통제력을 잃게 되는데 그들은 스스로를 통제할 수 있다고 주장한다. 중독자의 삶이 이미 엉망이 되어 관리가 불가능 하게 되어버렸지만, 그들은 아직도 자신들을 여전히 책임질 수 있다고 끈질기게 주장한다. 현실적으로는 엄연히 조절능력을 상실했음에도 불구하고 이 사실을 인정하지 못하는 것이 바로 중독성 사고의 특징이다. 이것이 바로 만능망상(萬能妄想)이고 이 망상은 회복 중의 중독자가 12단계의 첫 번째 단계인 '자신은 술 앞에 무력하다는 것을 인정하고 수용하기' 이전에 반드시 극복되어야 하는 것이다.

◆ 통제력에 대한 착각

알코올중독자들이 AA(익명의 알코올 중독자 모임)를 회피하기 위하여 여러 가지 이유를 든다. "저는 AA프로그램에 가봤어요. 근데 사람들은 늘 하느님 이야기만 하는데 나는 무신론자이거든요. 나는 신을 믿지 않아요. 그러니 AA에 나갈 수가 없어요."

그런데, 여기서 문제는 해당 중독자가 하느님의 존재를 믿지 않는 것이 아니다. 대부분의 사람들은 마음 깊은 곳에서 신이 존재한다고 믿는다. 문제는 중독자들이 자신들 스스로를 신이라고 믿는데 있다.

사실 우리는 삶의 많은 부분을 통제하지 못하고 또 그럴 힘도 없다. 그렇다고 해서 우리가 성격적으로 허약하다는 것은 아니다. 예를 들면, 계절에 대한 알러지 환자는 자신의 재채기를 통제할 수 없다. 약을 먹으면 좀 나아질 수 있지만, 약을 먹지 않으면 재채기에 대해 무력해진다.

그러나 재채기를 아무리 심하게 한다고 해서 우리가 그 환자를 모자라는 사람이라고 생각하지는 않는다. 현실에서는 통제할 수가 없는데 자신은 재채기를 조절할 수 있다 주장한다면 이것은 일종의 망상이라 할 수 있다.

중독이 질병이 아니라 도덕적인 타락이라고 생각하는 사람은 자기 스스로 음주내지 약물 사용을 통제하지 못하는 것은 성격의 결함이라고 생각한다. 약물에 대한 자신들의 무력함을 방어적으로 부정하고, 스스로를 조절할 수 있다고 주장하는 사람들은 사실인즉 망상을 가지고 있는 것이다. "내가 무력하다니 말도 안 돼." 라고 말하는 중독자는 전능망상(全能妄想)을 가지고 있다.

AA에서 중독자 자신은 중독물질 사용에 대한 조절 능력이 없으므로 다른 곳에서 조절 능력을 얻어야만 한다고 말한다. 이 "다른 곳"이 바로 보다 위대한 힘을 의미한다. 종교적으로 위대한 힘을 믿지 않는 사람은 조절 능력을 다른 원천에서 찾을 수 있다. 예를 들면, 많은 사람들이 AA 단주그룹 자체를 위대한 힘으로 생각하고 있다.

위대한 힘이 종교적인 것이든 비종교적인 것이든, 중독자들은 우선 삶의 일부를 자기들이 통제할 수 없다는 사실을 깨달아야만 한다. 위에서 말한 계절 알러지 환자가 재채기를 통제할 수 없어 알러지 약을 복용하는 경우와 마찬가지이다.

◆ 과대망상

전술한 전능망상과 함께 중독자들은 과대적인 태도와 과대성에 대한 환상을 가지고 있다. 이것이 중독성 사고의 또 다른 특징이다. 중독성 사고에서의 과대성은 현실을 완전히 무시하는데서 비롯된다. 다음의 예가 이를 설명한다.

열쇠가 없는 CEO

한 때는 잘 나가던 전문 경영인 멜은 알코올중독자에게서 흔히 보듯이 가족, 사업 및 집 등 그가 가진 모든 것을 잃었다. 바에 앉아 전적으로 맥주에게 의존하면서 멜은 금방이라도 누군가가 다가와 그에게 주요 기업의 CEO자리를 제안할 것이라는 환상을 품곤 했다.

결국 그는 재활치료를 받게 되었지만 치료기간 동안에도 계속 과대적이었다. 자신이 누구보다도 우월하다고 확신하는 그는 주위의 모든 이들을 무시했다. 사실, 그는 치료가 끝나도 갈 곳이 없었음에도 불구하고, 그는 치료 후 거주 재활시설(halfway house)에 가라는 권고를 거부했다. 마지못해 거주 재활시설에 갔을 때도 그는 여전히 과대적이었다. 그의 현실이 전혀 아닌데도 불구하고, 그는 여전히 그가 성공한 경영인이라고 믿고 있었다.

거주 재활시설에서 6주가 흐르고서야 멜은 비로서 진실에 눈뜨기 시작했다. 멜은 그 당시를 이렇게 회상한다. "주머니에 손을 넣고 밖에 서 있었어요. 오른쪽 주머니 속을 뒤졌을 때, 제가 가진 거라곤 12센트와 바지단추 하나뿐이었어요. 그리고 왼쪽 주머니를 만져보고 제게 열쇠가 하나도 없다는 사실을 알고 충격 받았어요. 즉, 열쇠를 필요로 하는 그 아무 것도 내가 갖고 있지 않다는 거죠! 아파트도, 사무실도, 차도 없다는 거죠." 멜은 이 순간까지도 현실을 받아들이지 않았었다.

이 과대성과 만능감은 종종 함께 존재한다. 이 두 가지 증상은 자신이 무능력하다는 생각을 떨쳐 버리려는 애절한 시도임을 볼 수 있다.

물론 인간은 많은 상황에서 무기력 한 것이 사실이다. 날씨, 주변의 사람들, 우유값 등 삶의 많은 것들은 우리가 도저히 통제 할 수 없다. 신체적 · 정신적으로 우리의 많은 부분들도 도저히 우리가 통제할 수 없다.

자기 스스로에게 만족하고 있는 사람들은 자신의 무능력함을 아는 순간에도 별다른 위기의식을 갖지 않는다. 그러나 자신이 부적합하고 무능력하며 가치없다는 느낌 등으로 자존감이 떨어졌을 때, 사람들은 자신을 격하시키려는 그 무엇에 대면하게 되면 그들은 기필코 자기를 보호하려고 하는 것이다. 다시 말해서 중독성 물질은 그들의 힘으로 조절이 안 되는 것이다. 결국 자존감을 쌓아가도록 도와주는 것이 회복중인 중독자들이 이 은근하면서도 강렬한 무기력의 위협을 이기는데 도움이 된다.

중독성 사고

Chapter 13

잘못을 인정하기

많은 중독성 물질 의존자들은 자신의 잘못을 인정하려 하지 않는다. 그들이 이 말을 들으면 이를 수긍하지 않을 것이며, "만일에 잘못이 있으면" 그들은 이를 인정하는데 조금도 주저하지 않는다고 항변할 것이다.

중독성 사고의 특징 중 하나는 중독자들은 자신이 항상 옳다는 인식을 가지고 있다는 점이다. 중독성 사고에 번져 있는 많은 다른 특징들, 예컨대 부정, 투사, 합리화 및 전능의 착각 등은 하나같이 중독자로 하여금 자신이 항상 옳다는 고집 센 믿음을 강화시키는 역할을 한다.

◆ *실수를 한다는 것은 인간이라는 뜻이다*

중독자들이 자신의 행동을 정당화하고 방어하는 설명은 매우 논리적으로 들릴 수 있다. 각각의 설명은 처음에는 합리적으로 들린다. 그러나 모든 예를 든 사건들과 설명들을 전체적으로 종합해 보면, "중독자가 그렇게 완벽해서 잘못이 없는 사람이라면, 어떻게 그들이 행한 행동의 결과들이 그토록 끔찍한 참상으로 끝났을까?"라는 반문을 하게 된다. 중독자들의 이야기를 다시 잘 조사해 보면, 결국 중독성 사고임이 명백해진다. 논리적인 것처럼 들리는 중독자들의 설명들은 대부분 아주 교묘한 합리화 및 투사일 뿐이다.

회복 중에 있는 사람들은 인간다워진다는 것은 지극히 훌륭한 일일뿐만 아니라, 건강한 사람이 되어 간다는 것은 무엇보다도 가장 큰 성취라는 사실을 반드시 깨달아야 한다. 그러나 모든 것에 앞서 우선 인간이 되어야 하지만, 인간이 된다는 것은 때때로 실수도 할 수 있다는 것을 뜻한다.

"실수한다고 모든 게 끝장나는 건 아니다."란 격언을 받아들이는 가장 효과적인 방법 중의 하나는 다른 이들 특히 중독자가 매우 존경하는 사람들이 실수하는 것을 직접 보는 것이다. 그 누구도 실수하는 사람으로서의 본보기가 될 수 있고, 실제로 나 자신에게도 일어났던 예가 있다.

어긋장난 동창회

과거에 정신장애로 오랜 기간 입원했던 한 젊은이를 치료한 적이 있었다. 회복기에 접어든 그는 하루 수 시간씩 병원 밖으로 외출할 수 있도록 주치의로부터 허가를 받았다.

어느 금요일, 그 환자는 다음 날에 있는 동기동창회에 참석하여 그의 친구들이 지구의 먼 구석으로 각자 흩어져 떠나기 전에 그들을 만나보고 싶다고 했다. 난 그의 요청을 물리칠 이유가 없다고 생각했다. 내가 입원실을 나가기 전에, 그는 나에게 "선생님, 꼭 외출허가 명령을 차트에 적어 주세요. 안 그러면 간호사들이 나를 외출시켜 주지 않을 거예요."라고 말했다. 그러겠다고 약속하고, 난 간호사실로 곧장가서 외출허가를 기록하였다.

다음 주 월요일에 내가 그를 다시 만났을 때, 그는 눈물을 흘리며 심한 분노를 표출하며 나를 맞았다. "왜 내게 거짓말 했죠? 외출시켜 준다고 말하고 왜 나를 가지 못하게 했죠? 동창 중 몇 명이 먼 곳으로 떠났을거구요. 이제 그 애들을 다시는 못보세 됐잖아요!"

나는 약속대로 외출허가 명령을 써 주었는데 무슨 말을 하는지 모르겠다고 그에게 말했다.

"그럼 간호사들이 거짓말 한거군요."하고 그는 소리쳤다. "간호사들이 내 차트에 외출허가가 없다는 거예요."

내가 그 환자의 차트를 확인해 본즉 놀랍게도 외출허가 명령은 없었다. 허가 명령을 써준 것을 기억하는데, 도대체 무슨 일이 일어난 건가?

사실인즉, 내가 그 허가 명령을 ***다른 환자의 차트에*** 써 놓았던 것을 발견하고서야 수수께끼는 풀렸다. 나는 약속한 대로 외출허가 명령을 기록하긴 했지만, 실수로 그 허가를 그의 차트가 아닌 다른 환자의 차트에 써 놓았기에 결국 그의 차트엔 외출에 관한 허가는 없었고, 따라서 외출을 시켜주지 않은 간호사들도 모두 옳았던 것이다.

나는 두 차트를 모두 가지고 그의 입원실로 가서, 그에게 직접 보여 주며 자초지종을 설명해 주었다.

나의 실수로 그가 동창들과 만나 볼 수 없게 된 점을 사과했고, 내 실수는 어떻게 돌이킬 방법이 없음을 시인했다. 내가 할 수 있는 것이라고는 사과 밖에는 없었다.

그런데 예상치 못한 일이 생겼다. 이 외출허가서 사건이 있고 난 후, 그 환자의 상태가 눈에 띄게 점차적으로 좋아졌다. 나중에 알게 된 것이지만, 그 환자의 문제 중 큰 장애의 하나는 지나친 완벽주의였다. 즉, 무엇을 실수한다는 것은 그에게는 금기였다. 강박적인 완벽주의 때문에 그는 실수를 한다는 것은 용납할 수 없는 끔찍한 것이었다.

그런데 이럴 수가 있나! 그의 담당의사가 실수를 하다니! 그리고 그 실수는 결코 사소한 것이 아니었다. 외출허가를 다른 엉뚱 환자의 차트에 쓴다는 것은 어느 자살 위험이 있는 환자가 병원 밖으로 나가는 것이 허용되는 심각한 결과가 될 수 있다는 것이다. 따라서 한 의사의 그런 실수는 치명적인 결과를 초래할 수도 있었는데 그 의사 자신이 그 잘못을 순순히 시인한 것이다. 그 뿐만 아니라 그 의사는 그런 실수를 저질렀음에도 불구하고 계속해서 환자들을 치료하고 있고, 간호사들도 여전히 그 의사를 존경하고 있으며, 그의 명령이 여전히 집행되고 있었다. “아하, 실수를 한다고 해서 그 사람이 끝장나는 것이 아니로구나.” 아마도 그 환자는 실수를 하지 않으려고 무한정 긴장하지 않아도 된다는 사실을 처음 깨달았던 것이 아닌가 생각된다.

◆ 잘못을 즉시 인정하기

내가 처음 12단계 프로그램을 알게 되었을 때, 10단계 즉 "잘못한 경우, 즉시 이를 인정했어요."를 발견하고 반가웠다. 사실 다른 사람들처럼 나도 나의 실수를 방어하기에 바빴다. 나의 자존심이 내 잘못을 인정하는 것을 허용치 않은 것이다.

어떤 사람들은 자신이 옳았다는 것을 증명하기 위하여 맹렬한 논쟁을 벌인다. 그리고 자신들의 주장이 부당하다는 것이 논리적으로 입증된 경우에 한해 마지못해 자신의 잘못을 인정한다. 그런데, 이러한 태도로 말미암아 엄청나게 곤란한 결과가 초래될 수도 있다. 자신의 잘못을 순순히 인정하고, 그것도 잘못을 감추려고 효과 없는 노력을 하지 않고 즉시 인정을 한다면 이것이야 말로 우리의 에너지를 낭비하지 않고 보존하는 아주 단순하고 매우 효과적인 방법이다.

이런 부담에서 내가 해방이 된다면 얼마나 홀가분할까?

나라고 실수를 하지 말라는 법은 없다. 실수했을 때 내가 실수할 수 있는 인간임을 인정하면 사람들은 언제나 이해해 준다. 문제는 내가 옳다고 우기기 때문에 사람들에게 노여움을 사는 것이다.

즉, 중독성 사고의 하나인 '전능 망상'을 떨쳐 버리면 비로소 자신의 잘못과 잘못을 인정할 수 있게 된다.

중독성 사고

Chapter 14

분노

분노는 강렬하고 중요한 감정이다. 분노를 다스리는 것이야 말로 이 시대를 살아가는 우리에게 가장 어려운 심리적 과제가 아닌가 싶다. 중독에 관한 기존의 문헌 중에 분노 관리에 관한 좋은 책들이 몇 권 있지만, 그 보다 우리는 분노의 본질에 관하여 좀더 이해할 필요가 있다.

◆ 분노의 3단계

분노는 세 단계로 나눌 수 있다. 제 1단계는 도발되었을 때 분노를 느끼는 부분이다. 만일 누군가가 나에게 욕을 하거나 상처를 준다면, 분노를 느낀다. 이것은 본능적이고 또 '반사적' 인 반응이고 이 단계에서 이성적인 통제는 거의 불가능하다.

2단계는 분노에 대한 '반응' 단계이다. 누가 나를 화나게 만들면, 나는 이를 악물고 아무 말 않거나, 무어라 몇 마디 해주거나, 욕을 퍼붓거나, 또는 상대방을 밀치고 주먹질도 할 수 있다. 비록 분노의 감정이 조절할 수 없을 정도라 해도, 나의 반응을 대체로 조절할 수 있다.

제 3단계는 분노의 '저장' 단계이다. 내가 화가 처음 났을 때 그 감정을 조절할 수가 없을 정도라 치더라도 얼마나 오랫동안 그 감정에 계속 매달려 있을 것이냐가 문제가 된다. 몇 분? 한 달? 몇 년?

편의상, 1단계를 분노(anger), 2단계를 격노(rage), 3단계를 원한(resentment)이라고 부르자.

많은 경우 분노는 즉시 격노로 변한다. 특히 중독자들은 중독성 화학 물질의 영향이 없는 맨 정신 상태에서도 분노에 대해 어떻게 반응할 것인가 하는데 있어서 특별한 어려움이 있는 것 같다.

물론 중독성 화학 물질의 영향으로 자아통제력이 약해진 경우에는 격노반응이 매우 심한 것은 두말할 것도 없다. 그렇다면 1단계의 분노를 감소시킬 수 있는 방법은 없는 것일까?

모든 감정은 일정한 기능이 있다. 종교학자들과 세속학자들 사이에는 많은 이견이 있지만, 그러나 자연의 모든 것이 어떤 기능을 가지고 있다는 점에서는 양쪽 다 동의한다. 예를 들어 다양한 색깔의 새들과 아름다운 바다 속의 생물에 이르기까지 동물의 세계에서 보는 여러 가지 색깔들은 모두가 어떤 목적을 이루기 위해서 있다. 다양한 색깔들은 그 동물로 하여금 그의 환경과 같은 색으로 보이게 하여 자신을 보호할 수 있게 위장해주는 역할을 한다. 또는 밝은 색을 띠어 교미 상대를 유혹하기도 한다.

그렇다면 “분노가 자연에서 어떤 기능을 발휘 할 수 있지?”라는 의문이 생긴다. 분노가 생존을 위해서 꼭 필요한 것처럼 보이지는 않는다. 누군가가 나를 공격한다 해도 화내지 않고 내 자신을 적절히 방어할 수 있을 지도 모른다. 화를 내지 않고서도 공포를 느낄 수 있고 그래서 공포반응만으로 생존에 필요한 ‘싸움’ 또는 ‘도피’ 반응을 작동시킬 수도 있다. 분노 없이도 누가 나를 공격했었는지 내가 기억하고 있어서 앞날에 있을 수 있는 공격에 대처할 수도 있다.

그러나 분노와 증오는 같은 감정이 아니다. 우리는 우리가 사랑하는 사람에게 심한 화를 내기도 하고, 또 화내지 않고서도 무인가를 증오할 수도 있다. 그렇다면 분노가 이루려는 목적은 무엇일까?

내 생각에 분노가 갖는 본연의 목적은 사회실서의 유지이다. 강탈당하고 매질을 당하고 또는 상해를 입은 사람을 볼 때 느끼는 우리들의 격노는 이런 일들이 일어나는 것을 막는 행동을 취하게 만든다. 분노 없이도 우리들은 자신을 적절히 방어할 수는 있다. 그러나 만일에 분노가 없다면 다른 사람을 보호하는 노력은 하려들지 않을 것 같다. 분노는 우리 자신 또는 남에게 일어나는 불의(不義)로 인해 생기는 감정이다.

그렇다면 무엇이 불의인가? 불의의 정의는 각자의 사고, 가치관과 믿음에 따라 다르다. 우리가 사는 세상에서 무엇이 정의이고 불의인가에 대해서는 개개인마다 견해의 차이가 크다. 그래서 어떤 사람들은 다른 이들보다 훨씬 더 빨리 화를 낸다.

◆ 중독자와 심한 분노

많은 중독자들은 세상이 자신들에게 공평치 않다고 생각하는 것 같다.

그들은 모든 사람들로부터 자신들이 희생당했다고 생각하여 신을 비롯한 모든 이에게 화를 낸다. *"왜 나냐 말이야? 왜 나한테 이러느냐고?"*

중독자가 자신들이 생각하기에 부당하다고 느끼는 일에 예민한 것은 마치 편두통을 가진 사람이 밝은 빛이나 시끄러운 소음이 있을 때 생기는 심한 고통과 같은 것이다. 중독자들은 모든 사람에게 쉽게 노여워하고, 쉽게 그들에게서 무시 당했다고 생각하고 그래서 모욕감을 느낀다. 가족들은 자신들을 충분히 사랑하지 않으며, 친구들은 자신들을 동료로 충분히 소중하게 여기지 않고, 고용자들은 자신들이 열심히 일하는데도 충분히 이를 인정하지 않는다고 생각한다. 어느 정도라야 충분하다는 것일까? 이런 사람들의 만족할 줄 모르는 욕구와 과민함을 고려해볼 때 아마 "무한정" 충분하다 할지라도 충분하지 않다고 느낄지도 모른다.

문제는 중독성 사고를 하는 사람의 분노가 매우 심하다는 것만이 아니라 그들의 지각 또한 왜곡되어 있다는 점이다. 예를 들어. 한 남자가 퇴근 후 집에 돌아와서, "안녕, 나왔어"라고 말했는데 아내와 아이들은 재미있는 TV프로그램에 푹 빠져 건성으로 대답만 하고 벌떡 일어나 그를 반기지 않았다고 치자, 이 남자에게는 가족들의 무반응이 자신을 대수롭지 않게 여긴다는 뜻이 되어 버린다. *"이게 뭐야? 하루 종일 그들을 먹여 살리느라고 뼈 빠지게*

일했는데 고작 이 정도 밖에 나를 취급하지 않아?" 그에게는 가족들이 보이는 무성의는 전적으로 불공평한 것이고, 그래서 그는 몹시 화가 나는 것이다. 또는 그의 아내가 그녀의 친구들에게 관심을 주는 것을 보고, 아내가 자신의 가치를 소중하게 여기지 않는다고 느껴 심지어 '모욕을 주었다'고 하면서 아내에게 화를 내기도 한다.

불의의 희생자가 되었다고 느끼는 중독자의 반응을 우리는 정당하다고는 생각하진 않지만, 일단 이해할 수는 있다. 어떤 문화권이든 불의를 범한 사람은 처벌을 받아야 한다는 것은 공통적이다. 중독자의 분노는 결국 이런 배경을 갖고 표출되는데, 나시 밀해 "불의"를 행한 이에 대한 처벌이라는 것이다. 분노를 관리하는 기술이 중요한 것은 두말할 것 없고, 반면에 중독자의 회복에 있어서 그의 분노를 야기하는 왜곡된 사고를 제거하는 것 역시 크게 도움이 된다.

◆ *어떻게 회복이 도움이 되나*

회복 중에는 중독자의 인식에 점진적인 변화가 온다. 상담과 12단계 프로그램을 통하여 중독자의 자기-중심적인 행동이 줄어들고, 그리고 과도한 예민성 또한 완화된다. 단주 생활의 기간이 길어지면서, 자존감은 점점 높아지고, 모든 일들이 나와 관계되고 또 나를 무시하는 것이라는 해석이 점점 없어진다. 그들은 자신의 행동에 대해 책임지기 시작하고 더 이상 남을 비난하지 않는다.

분노나 격노를 촉발하던 것들이 이제는 더 이상 이런 감정들을 유발하지 않는다.

이러한 과정은 분노를 억압하는 기전과는 전혀 다른 것이다. 억압은 정말로 불의(不義)가 있었을 때 그리고 분노할만한 정당한 이유가 있음에도 불구하고 본인은 분노를 전혀 느끼지 않는 것이다. 이것은 날카로운 것에 찔렸을 때 고통을 느끼지 않는 것만큼이나 비정상적인 것이다. 어떤 사람들은 어떻게 해서라도 분노를 느끼지 않는 방법을 배운다. 분노의 억압은 분노를 조절하는 것과는 다르다. 즉 화가 났을 경우 마음속으로 천천히 열을 헤아리며 화를 달래는 것은 억압이 아니다. 억압은 바람직하지 않은 감정이나 생각을 아예 인식하지 못하게 하는 무의식의 심리기전이다. 무의식의 속마음에서 분노를 느낄지 모르지만 그 사람은 그 사실을 알지 못한다.

"분노의 감정을 느끼는 것은 죄가 된다"

내가 치료했던 만성 우울증 환자가 좋은 사례이다. 그 환자는 엄격한 종교 교육을 받은 수녀였는데 그녀는 분노를 느끼는 것이 죄악이라고 생각하게 되었다.

나의 클리닉에 오는데 그 수녀는 1시간 반이 걸렸고 버스도 2번이나 갈아타야만 했다. 그녀는 클리닉에 1시간이나 먼저 와서 나를 기다려야 했는데, 버스시간이 맞지 않아 일찍 서둘러 그렇게 오지 않고는 약속시간을 맞출 수가 없었다. 나는 언제나 정각에 나타났지만 그녀는 이미 도착하여 늘 인내심을 갖고 기다리고 있었다.

하루는 예정치 않게 지방에 갈 일이 생겼는데 그때 나는 비서에게 수녀님에게 전화를 해서 예약을 취소하라고 이르는 것을 잊고 그냥 떠나버렸다.

나중에 안 것이지만, 수녀님은 우선 나의 도착이 지연되는데 대한 이유를 물었고 그때야 비로소 내가 하루 종일 클리닉에 오지 않는다는 사실을 알게 되었다.

나는 지방에서 돌아오자 수녀님께 전화를 걸어 사과하고 다른 예약 시간을 정하였다. 다음 번에 그녀가 나의 사무실에 왔을 때, 나는 다시 수녀님께 예약취소를 미리 알리지 못한데 대해 정중히 사과했다.

나는 "제가 사무실에 없는 것을 아셨을 때 무척 화가 나셨죠." 라고 말을 했다.

수녀님은 웃음을 지며 "아니에요. 내가 화낼 일이 뭐 있나요?" 하는 것이었다.

"여기 오시려면 버스를 1시간 반이나 타셔야 하고 그리고 또 2시간을 더 기다려야 하시죠. 제가 연락드리는 것을 잊어서 많은 시간을 낭비하시지 않았나요. 화가 안 나실 수가 없는데요."라고 내가 말하자, "이런 일이 일어날 수도 있지요. 제가 그것을 이해합니다. 선생님께서는 매우 바쁘시잖아요. 제가 화낼 일은 아니죠."

"제가 사과를 해야 합니다. 수녀님의 이해심과 또 저의 잘못을 받아주시는 그 배려에 정말 감사 드려요. 그렇지만 정말 화나지 않으셨다고 말씀 하실 수는 없지요."라고 나는 대답했다.

계속해서 부드러운 미소를 보이며 수녀님은 "아니에요. 제가 화낼 이유가 없잖아요."라고 말하였다.

나는 기분이 상하지도 화가 나지도 않았었다고 그녀가 말했을 때 수녀님은 진실을 말하고 있었다는 것을 확신한다. 느낌은 감각(sensation)이다. 그리고 그녀의 감각 체계에는 노여움이 입력되지 않았다. 그녀는 분노가 입력되지 않게끔 훈련되어 있었다.

나는 그것이 옳지 않다고 생각한다. 이것은 마치 손에 수많은 화상자국이 있는데도, 화상을 당했단 사실을 기억하지 못하는 것과 같은 것이다. 만일 여러분의 신경 체계가 온전하다면, 화상은 반드시 아픔을 가져와야 한다. 만일 아픔이 없다면 무엇인가 잘못된 것이다.

분노에 대한 자신의 반응을 마음대로 조절하는 것이 나쁘다는 것은 아니다. 물론 무엇을 집어 던지고 벽을 들이받고 욕을 퍼붓고 할 필요는 없다. 사실인즉, 화를 풀기 위해서 소리를 지르고 모래주머니를 두들겨서 분노를 발산하라고 권하는 이들은 이런 권고를 할 수 있는 임상적 근거를 전혀 가지고 있지 않다.

화를 내지 말아야겠다고 결심하는 것은 분명히 안전 지향적이다. 그러나 분노를 '느끼지 않는 것'은 전혀 문제가 다르다. 분노를 느끼지 않는다는 것은 분노를 무의식적으로 부정하고 억압한다는 것을 의미하며 이것은 문제가 될 수 있다. 수녀님이 만성 우울증과 고혈압 및 위궤양으로 고생한다는 사실은 놀라운 일이 아니다. 분노를 부정하고 억압하는 것이 우울증은 물론 여러 가지 신체적인 질병을 일으킨다.

◆ 남자도 울 때 가선 울어야

마음에 상처를 받으면 남자들은 감정이 상하기보다는 직접 화를 낸다. 즉, 울어야 할 상황인데 그들은 대신 분노로 폭발시킨다. 아마도 운다는 정상적인 반응이 그들에게 일어나지 않기 때문인지 모른다. 그 이유는 무엇일가? 이는 "남자는 울면 안 된다."는 그들의 믿음 때문일 것이다. 많은 문화권에서 남성스러움을 금욕주의와 동일시한다. 예를 들어 비극적인 사건의 현장에서 한 남자가 "부끄러운 줄도 모르고" 울었다고 보도한 신문기사가 있다. 왜 남자는 상처를 받았을 때 우는 것을 부끄럽게 생각해야 하나?

울음을 통해 감정을 털어버리는 돌파구가 없어지면 남자는 다른 돌파구를 찾아야 하는데, 이때 종종 분노의 형태로 나타나는 것이다. 사실 감정이 상했을 때 울 수 있는 기회가 없다는 것은 부당한 일이며, 바로 이 부당함으로 인한 고통이 분노나 격노로 바뀐다.

회복기에 접어들면서 난생 처음 우는 남자들을 볼 때가 있다. 그들은 울고 싶은 감정은 자연스러운 것이라는 사실을 알게 되고, 그래서 분노의 중요한 원인중 하나를 울어서 없앨 수가 있는 것이다.

◆ 원한 떨쳐버리기

3단계인 "원한(resentment)"은 무엇보다도 12단계 프로그램을 통해 적절히 관리될 수 있다. 회복 중에 있는 사람들은 "마음속에

원한을 품고 있으면 다시 술을 마시게 된다."라는 말을 자주 듣는다. 프로그램에 참석한 사람들은 자신들의 마음속에 담아 두었던 원한을 털어놓는다. 이 과정에서 자신들이 타인의 행동을 잘못 이해하고 있었다는 사실을 알게 되고, 따라서 원한을 품고 있을 이유가 없다는 것을 깨닫는다.

때때로 우리는 우리가 해롭다고 생각하는 것이 실제로는 변장된 축복이었다는 것을 깨달를 때가 있다. 또는 원한을 품고 있다는 것은, 상식적으로 생각해서 내가 싫어하는 사람을 나의 머릿속에 임대료도 받지 않고 공짜로 살게 해주는 것과 같은 것이다. 다른 사람들과 나에 관한 느낌이나 인식을 같이 나누어서 객관적인 전망을 갖게 되면, 그러는 동안에 격노는 가라 앉고 궁극에 가서는 사라지고 만다. 회복프로그램은 분노와 원한의 파괴적인 성격을 염두에 두고 고안된 것이다.

아무도 중독자가 되는 것을 바람직하다고 생각하지 않는다. 그러나 12단계 프로그램을 통해 중독의 회복에서 얻어지는 여러 가지 이득이 다른 방법으로는 손쉽게 얻을 수 없다는 사실을 인식하게 되면, 중독에 빠진다는 것이 보통 우리가 생각하는 것처럼 반드시 저주는 아니라는 생각이 든다.

중독성 사고

Chapter 15

자신을 가두는 담장

중독자의 감정적 예민성, 초라한 자아상 및 병적인 기대감을 고려할 때, 그들은 왜 예상되는 괴로움으로부터 자신을 미리 보호하려고 노력하는지 이해할 수 있다. 중독자들은 남들이 자신을 멸시하고, 비판하고 배척할 것을 늘 지레 짐작하고 있다. 만일의 경우 노출되었을 때 생기는 그 고통으로부터 자신들의 마음을 방어하기 위해 많은 중독자들은 자신과 세상 사이에 일종의 '보호벽'을 쌓는다.

그래서 중독자들은 흔히 스스로를 외로운 사람이라고 말한다. 그러니까 중독자가 불편 없이 타인과 어울릴 수 있는 유일한 방법은 자신을 중독성 물질로 마비시키는 것이다. 중독성 물질의 영향이 없는 멀쩡한 정신일 때는, 그들은 수동적으로 후퇴하거나 또는 자신이 정당하다는 자만과 지나치게 비판적인 자세, 내지는 밉살스럽게 굴면서 타인과 일정한 거리를 유지하려 한다.

◆ 호저(豪猪, 가시가 많이 돋힌 두더지) 지수

중독자들은 세상으로부터 자신을 격리시킴으로서 만약에 다른 사람들과 어울리게 되었을 때 예외없이 일어날 수 있는 불편함으로부터 스스로를 보호할 수는 있다. 그러나 이로 인해 그들이 갈망하는 남과의 우호적 관계의 기회는 상실되고 만다. 달리 말해서, 중독자는 높은 '호저지수(porcupine index*)'로 인해 딜레마에 빠지게 된다. 중독자는 다른 호저들과 가까이 하고 싶으나 가까이 하면 할수록 서로의 가시에 찔릴 것을 두려워하는 호저와 같다. 너무 가까이 오면 고통이 있고, 너무 멀리하면 외로운 것이다. 따라서 호저는 상처를 받지 않고 서로 친구관계를 이룰 수 있기 위해서 얼마나 가까이 다가가야 하는 가를 면밀히 계산하지 않으면 안 된다.

스스로 세운 방어벽이 중독자들을 외부의 가시로부터 보호해 주기는 하지만, 동시에 자신들을 그 울타리 안에 철저히 갇히게 하여 친구를 갈망하는 인간의 강한 본능을 좌절시킨다. 자신들을 보호하고자 쌓은 벽이 실제로는 감옥이 되는 것이다.

중독자의 행동 역시 이 소외를 강화시킨다. 즉 그들의 거짓말, 실망꺼리, 조작, 화를 내는 것 그리고 비판적인 행동들은 다른 사람들로 하여금 그들을 피하게 만든다. 분노, 자기중심, 타인을 배려하지 않는 행동 및 무책임 등 때문에 사람들은 중독자와 친해지

---

*호저지수(porcupine index) : 부부, 부자지간, 연인 사이에서 서로간에 가까워질수록 이기주의 때문에 입게되는 상처를 호저 딜레마(porcupine delemma)라고 하고(미국 심리학자 L. Bellak), 이 현상을 측정한 수치를 호저지수라고 한다(역자주).

는 것을 원치 않는다. 사실상 중독자 자신이 타인으로 하여금 그들을 피하게 만드는 행동을 하지만, 반면에 이로 인해 생기는 소외감이 원망스러운 것이다. 외로움이 이득이 되기는 하지만 이것이 자신들의 초라한 자아-이미지를 더욱 악화시키게 되므로, 중독자들은 이를 또 잊기 위해 자신의 감정을 마비시킬 수 있는 중독성 물질을 더 많이 사용하게 되여 결국 악순환은 영속하게 된다.

◆ *가족과 친구의 배척*

중독자가 세상과 단절하여 사는 것만으로도 바람직하지 않은데, 그들이 방어벽을 집에서 쌓고 있으면 문제는 더욱 심각해진다. 집안에서는 중독자들이 몸을 움츠리고 숨어지내는 것이 용이하지 않으므로, 이런 경우에는 행동을 통해서 나타낼 수 있는 전략만이 쓸 수 있는 유일한 방어가 된다. 이런 경우 종종 배우자, 아이들, 부모 및 형제들, 즉 자기가 가장 사랑하는 이들에 대한 학대로 이어진다.

배척당할 것이라는 중독자의 예측은 처음에는 왜곡된 인식에서 비롯되는데, 시간이 가면서 이것이 자기 암시를 따르는 예언이 되어버린다. 중독자는 자신을 너무 초라한 사람이라고 생각하기 때문에, 다른 사람들이 틀림없이 자기를 거절할 것이라고 믿는다. 그리고 자신을 방어하는 작전이 늘어날수록 중독자가 예상하는 남들의 거절은 환상이 아닌 현실이 된다. 사람들은 실제로 그들을 피하고 그 결과 중독자들의 초라한 자아상은 더욱 나빠진다.

만일에 가족이나 친구가 그들이 사랑하는 중독자의 심리적 방어벽을 뚫거나 깨고 접근하면 그들은 공황상태에 빠지게 되므로 결국 이를 대비하여 방어벽을 더 높이 쌓는다. 한 여인이 너무 심한 약물사용으로 몸에 바늘을 꽂을 수 있는 정맥혈관이 없어질 정도가 된 약물 중독자가 되어 치료받으러 찾아왔다. 재활 센터에 입원할 당시 그녀의 몰골은 무섭기까지 했다. 3주 후 그녀가 눈에 띄게 건강해졌을 때 난 "셀리아, 이제 보기 좋아졌어요."라고 말을 건넸다. 그러나 나의 이런 인사말에 대한 대답은 증오에 찬 욕설뿐이었다.

다음 날 셀리아는 나의 사무실로 찾아와서 자기가 한 모욕적인 언사에 대해 사과했다. "선생님은 잘 모르셔요."라고 그녀는 말했다. "선생님께서 저에게 좋은 말씀을 해주셨다는 것 알아요. 그런데 칭찬을 들으면 내가 이것을 어떻게 다루어야 할지 모르겠어요." 첫 몇 주간의 치료를 통하여 그녀는 최소한 자신의 도발적인 행동을 인식하게 되었다. 그러나 그녀가 불쾌감 없이 긍정적인 칭찬을 받아드릴 수 있게 되기까지는 몇 달이 걸렸다. 치료를 받지 않았다면, 그녀는 계속해서 자신에게 다가오려는 사람을 반박하고 거절했을 것이다.

◆ 지지집단의 중요성

우리는 익명의 동료 의식모임(anonymous fellowships)이 갖는 필요성과 그 효율성에 대하여 잘 알고 있다. 공통의 문제를 같이 고민 할 수 있는 이웃들과 어울리는 것은, 사회전체를 상대로 문제를 다루는 것보다 훨씬 덜 위협적이다. 지지집단 내에서는 중독자들이 거절당할 것을 걱정하지 않아도 된다. 또 거기에서, 한때 자신들과 같은 중독자였지만 지금은 사회에서 존경 받고 있는 많은 사람들을 보게 되며, 또한 자신의 감정과 성격의 특징들을 공통적으로 가지고 있는 많은 사람들을 발견하게 된다. 그들은 중독자의 행동의 방어적인 성격을 더 잘 이해하기 시작하는데, 이유인즉 그런 행동을 다른 사람들에게서 직접 볼 수 있고, 그래서 자신에게도 그런 행동이 있다는 것을 파악하는데 도움이 되기 때문이다. 동료 의식모임(fellowship meeting)의 안전한 울타리 안에서, 비로소 중독자들은 자신의 방어벽을 허물기 시작한다. 처음으로 허무는 것은 가족과 친구들을 멀리했던 그 부분의 벽이다. 그리고 점차적으로 사회 전체와의 벽을 허물기 시작한다.

중독성 사고의 특징은 중독자가 방어벽을 쌓기 위해서 그리고 그것을 유지하기 위해 사용하는 도구라는 점이다. 적절한 치료를 통하여 그 악순환을 절단하게 되면, 잘못된 지각이 교정되고 쌓여 있던 전체의 벽이 결국 무너지게 된다.

중독성 사고

Chapter 16

감정 다스리기

중독자들은 감정조절에 많은 어려움이 있다. 분노, 시기, 죄의식 및 증오 등의 부정적 감정만이 조절하기 힘든 것이 아니다. 긍정적인 감정들, 예를 들어, 사랑, 존경, 자부심 등도 중독자를 당황하게 만들고 특히 중독성 물질의 사용을 끊은 후에는 이런 감정들이 더욱 감당하기 힘들다.

감정은 동기를 부여해 주는 힘이다. 감정의 정의에서도, 감정은 우리를 움직인다고 한다. 감정들은 자동차를 움직이는 엔진과 같은 것이다.

운전자가 차를 운전하는 것을 두려워한다고 생각해 보라. 이때 운전자는 자신이 조정을 계속할 수 없을 정도의 빠른 속도와 엄청난 마력을 가진 경주용 자동차를 몰고 있는 것처럼 생각할지도 모른다. 또는 그 운전자는 차의 브레이크가 고장 났거나 혹은 조정장치가 작동을 못한다고 믿고 있는지도 모른다. 어찌되었건, 운전자는 통제력을 잃어 사고 나는 것이 두려워 자신이 운전석에 앉아 운전대를 잡는 것을 몹시 주저할 것이다.

사람들이 자신의 감정을 두려워 할 때 두 가지 상황이 일어날 수 있다.

1. 그들의 감정이 너무 강해서 통제가 불가능하다고 느끼거나
2. 그들 자신이 일상적인 감정조차도 통제할 능력이 없다고 느낄 것이다. 즉, 그들은 자기 자신의 "브레이크"나 "조정장치"에 대한 신뢰가 없는 것이다.

중독성 물질에 의존하는 일부 사람들은 '끝내주는 절정'(high)을 맛보려고 술을 마시거나 약물을 사용하지만, 어떤 사람들은 정상적인 기분을 느끼기 위해 중독성 물질을 사용한다. 기분을 바꾸는 약물은 본질적으로 감정을 마비시키는 물질이다. 즉, 그런 약물들은 감정을 무디게 한다. 그래서 중독성 물질을 사용하다가 멈추면 중독성 물질에 의해 마비되어 있던 감정들이 봇물 터지듯이 느껴진다.

◆ 우울(Depression)

우울함은 중독자가 술이나 약물을 통하여 마비시키려고 하는 고통스러운 감정 중의 하나이다. 이제 막 술 또는 약물을 끊은 사람이 우울해지기 쉬운 것은 놀라운 일이 아니다. 술이나 약물을 끊게 되면 이전에 있었던 우울한 감정이 다시 나타난다. 또한 술이나 약물을 끊어 맑은 정신으로 되돌아오면 중독자는 알코올이

나 다른 약물로 피폐해진 자신의 가족, 직장, 경제적 상태 및 신체 건강 등의 참상을 보게 된다.

담배불로 데었을 때의 "쾌감"

22살의 젊은 아가씨 에밀리는 8년간의 알코올 중독 및 진통제, 진정제 및 각성제 등의 약물 중독의 과거력을 가지고 입원하였다. 입원 다음 날, 복도를 걸어가다가 나와 마주쳤고 그녀는 몇 분만 단독으로 자기와 얘기해 달라고 간청하였다. 그리고는 내 어깨에 기대어 슬프게 울기 시작했다. "선생님, 이제 더 이상 못 참겠어요. 너무 아파요. 전에 이렇게 아프지 않았는데 도와주세요, 선생님. 무엇이라도 좀 주세요. 지금 이대로 도저히 참을 수가 없어요."

그녀가 좀 진정되고 나서, 나는 교통사고를 당해서 오른 팔에서 뇌에 이르는 감각을 담당하는 신경이 끊긴 한 여자 환자에 대하여 얘기해 주었다. 외과 의사들은 신경을 복구하려 노력했다. 몇 주의 회복기간 동안 그녀의 오른 팔은 아무런 감각 없이 축 늘어져 있었고 시멘트 덩어리 같이 죽은 물체 같았다. 우울하고 낙담하여 그녀는 다시는 오른 팔을 쓰지 못할 것이라고 생각했었다.

하루는 누군가가 그녀의 오른 팔에 담배를 떨어뜨렸는데 그때 그녀는 화상의 통증을 느꼈다. 그녀는 벌떡 일어나 "느껴! 느낄 수 있다고! 아프다고! 느낄 수 있어!"라며 미친 듯이 소리를 질렀다. 담뱃불로 인한 화상의 아픔은 누구에게나 매우 불쾌한 것이다. 그러나 이 여인에게는 그 아픔은 기쁨이었다. 왜냐하면 그 아픔은 신경의 지각기능이 다시 돌아왔다는 것을 뜻하기 때문이다.

나는 에밀리에게 그녀가 15세 때부터 알코올과 기타 약물로 인해 살아있는 인형처럼 감정이 마비되어 살아왔기에 어떤 감정도 느낄 수가 없다고 말해 주었다. 사실인즉 그녀는 고통을 별로 느끼지도 겪어 보지도 않았고 또 여러 가지 삶의 쾌감들도 경험하지 못하였다. 이제 약들을 끊고 나니까 고통도 느끼고 또 삶의 기쁨도 다시 경험할 수 있게 된 것이다.

새롭게 회복에 들어선 중독자들은 어떻게 관리하는 것인지 전혀 배운 일이 없는 새로운 감정들과 마주쳤을 때, 불안 심지어는 공황상태를 겪게 된다. 그들이 화가 나면 마치 이 분노가 살인(殺人)을 뜻하는 것 같고, 누군가를 사랑한다는 것은 마치 그 상대를 삼켜버리는 것을 뜻하는 것 같고, 누구에게서 사랑을 받는 다는 것은 그 사람이 나를 삼켜버리는 것을 뜻하는 같고, 누구를 미워하면 온 세상이 자신을 따돌리는 것처럼 느껴지기도 한다. 그래서 이런 감정을 직면할 때마다 엄청난 도전이 되는 것이다.

회복 초기에 있는 사람들은 종종 어떤 특별한 감정은 전혀 조절이 안 될것 같아 공포감을 느낀다. 그들은 자신들의 특정한 감정을 어떻게 격리시키고 어떻게 조절할지 몰라서 결국 감정 전반에 걸쳐 느끼는 것 전체를 차단해 버린다.

◆ 감정의 도입

새롭게 단주를 시작한 중독자는 그동안 중독성 물질로 마비되었던 많은 감정들을 느끼게 된다. 그래서 처음 반응은 마치 감정의 중심 안전판을 잠가놓은듯 일종의 "둔마상태"가 되어 아무 것도 느끼지 않을 수 있다. 이런 경우 가족들이 몹시 걱정하게 되는데, 사랑하는 가족 한 사람이 마치 '산 송장' 같이 무감각한 사람이 되기 때문이다. 어떤 중독자들은 단주 후에 그들의 가족이나 친구들을 마치 이전에 전혀 본적이 없는 사람처럼 대하기 때문에 주변을 몹시 놀라게 만든다. 감정 다루는 방법을 새롭게 배우는 데는 시간이 걸린다. 간혹 가족들이 새롭게 단주한 중독자의 이런 행동이 불편하여 오히려 단주하기 이전 중독이 심할 때가 같이 살기가 쉬웠었다고 말하기도 한다. 어떤 때는 가족의 이런 심정이 무의식적으로 은근히 전달되어 중독자가 재발하는 요인이 될 수도 있다.

그렇기 때문에 중독자와 그의 가족은 중독에서 화학 물질들이 노리는 제일 표적이 감정이라는 사실과 물질 사용의 단절이 특히 그 초기에 감정의 혼돈과 마비를 가져온다는 것을 이해하는 것이 매우 중요하다. 그래서 이때 감정의 느낌을 평가하고 관리하는 것을 배우는 것이 우선 과제이다. 또한 이 배우는 과정은 시간이 걸리고 많은 시행착오가 있을 수 있다. 그러므로 회복 중인 사람은 끈질긴 인내심이 있어야 하고 특히 그 주변에 있는 사람들은 중독자 본인보다 더 많은 인내심이 필요하다.

중독성 사고

Chapter 17

현실의 향내와 색깔

종종, 현실을 정확하게 파악했을 때, 중독자는 현실이 그리 만족스럽지 않다고 느낀다. 인생의 통상적인 기쁨과 보상들만 가지고는 무언가 충분치가 않은 것이다. 무언가 더 있어야 하는데, 중독자는 진짜 있어야 할 쾌락은 속임수로 누군가에게 빼앗긴 것으로 생각한다. 만족스럽게 보이는 딴 사람들은 필경 이 "진짜"를 경험한 것이 틀림없고, 그 대신 중독성 사고를 가진 사람은 이것을 빼앗겼다고 생각한다. ***"인생에 뭔가가 더 있을 거야."*** 중독자의 생각이다.

◆ 회색에서 장미 빛으로

인기 있는 AA프로그램의 연사인 클랜시는 유명한 말을 남겼다. "나의 세상은 칙칙하고 회색 빛이에요. 내 가족, 직업, 가정생활,

자동차 그 모든 게 회색이에요. 모든 게 회색빛이라 견딜 수가 없어요. 난 화려한 색깔을 원해요. 근데 술을 마시면 인생이 화려한 색으로 변한다고요." 알코올중독자나 다른 중독자에게는 인생이 양념 없이 요리한 음식과 같다. 맛도 없고 먹고 싶지도 않고.

감각적인 경험은 주관적이며 개인적이다. 자신의 감각적 경험을 타인에게 전하거나 객관적으로 정량화(定量化)하는 것은 불가능에 가까운 것이다. 만일 두 사람이 같은 음식을 맛보거나, 동일한 음악을 듣거나 또는 똑같은 석양을 보고 있다 해도 한쪽 사람이 느끼는 것을 다른 쪽에서 정확히 알 수 없다.

같은 이유로, 일반인이 중독자의 화학 물질 사용의 경험을 이해하려 했을 때 전혀 이해가 안 된다.

"집안도 좋고, 결혼 생활도 원만하고, 아이들도 건강하고 좋은 직업도 있는데 도대체 뭐가 잘못된 거지?" "뭐가 불만스러워? 왜 이렇게 술을 퍼 마시는 거지?" 이 물음에 대한 답은 받아들이기가 쉽지 않다.

- 왜 이 사람은 이렇게 술을 많이 마시지? 대답인즉 그는 알코올중독이라는 병을 가지고 있기 때문에 그렇게 마신다. 이 병으로 인해 음주에 대한 통제력을 잃은 것이다.
- 왜 만족하지 못하지? 중독성 사고를 하는 사람의 현실에 대한 전망은 왜곡되어 있다. 만성적으로 불만족하기 때문에 중독성 사고를 하는 사람은 그가 꼭 경험해야 할 것을 자신이 경험하지 못하고 있다고 생각한다. 삶에서 충분한 만족을 얻을 수 없으니까, 술이나 다른 중독성 화학 물질로 인생을 채색한

다. 그래서 회색이 화려한 색깔로 변화하는 것처럼 보이는 것이다. 그래서 비로소 다른 사람들이 삶에서 경험하는 것을 그들도 느끼게 된다고 생각한다. 이제야 그들이 정상으로 느껴지는 것이다.

중독성 화학물질의 효과가 떨어지면, 중독자는 금단증상을 갖게 된다. 이 시기가 지나면 다음은 우울한 기분이 찾아든다. 세상은 다시 회색 빛깔로 어두워지며 화사한 색깔, 흥미로움, 흥분 및 쾌감이란 전혀 맛볼 수 없다. 회복기에 들어선 중독자가 반드시 알아야 할 것은, 중독성 화학 물질을 끊었다고 해서 아직은 세상의 모든 것이 장밋빛 같이 밝아지는 것이 아니라는 점이다.

◆ 임상적 우울증과 중독성 우울증의 차이

중독자가 정신과의사를 찾아오는 경우, 그 중독자가 가지고 있는 증상들이 주요 기분장애의 우울증 환자의 증상과 유사하다. 즉,

- 삶의 즐거움 상실
- 정신 집중의 어려움
- 자신이 무가치하다는 느낌
- 낮은 성욕
- 살만한 가치가 없다는 느낌

정신과의사들이 종종 이러한 상태를 보고 주요 기분장애 또는

임상적 우울증으로 진단하여 항우울제(抗憂鬱劑)를 처방하는 것은 이상한 일이 아니다. 그러나 회복 초기에 임상적 우울증을 보이지 않는 중독자에게 이와 같은 우울증 치료제를 쓰는 것은 그것이 아무런 효과가 없을 뿐만 아니라, 이런 경우 항우울제 사용이 단절 회복에 오히려 해로울 수 있다.

회복중인 중독자와 임상적 우울증 환자의 증상들은 유사한 반면 양자 간에 중요한 차이점들이 있다.

주요 *기분장애*는 본질적으로 생화학적 질병이다. 다시 말해서, 신경호르몬에 이상이 생겼다는 것인데, 이 신경호르몬은 뇌세포 간에 메시지를 전달하는 화학 물질이다. 생화학적 변화는 생화학 시스템의 심한 스트레스에 의해 생기는 결과이거나 또는 유전 인자에 의해서 생기는 것일 수 있다. 임상적 우울증의 증상들은 발병시 잘 정리된 모양새로 시작한다. 예를 들어 이전에 삶을 즐기고, 활동적이며, 모든 일에 관심을 보였던 이가 어느 순간부터 변하기 시작한다. 어떤 때는 이 변화가 출산, 갱년기, 수술이나 심한 바이러스 감염 같은 특정한 신체의 이상과 연관되어 있다. 다른 경우에는 사랑하던 사람의 죽음, 경제적 곤궁함 또는(이상하게 들리겠지만) 직장에서의 승진 등의 정서적인 사건과 연관될 수도 있다. 중요한 것은 그 사람의 감정이나 태도의 변화가 시작되었던 수주일 또는 수개월 전의 일정한 시발점을 찾을 수 있다는 점이다.

그러나 *중독자*의 경우, 우울의 증상들이 언제부터 시작된 것인지 감을 잡을 수 없다. 중독자는 대부분 오랜 기간 동안, 예를 들어 청소년기부터, 또는 늘 그렇게 느껴왔다고 한다. 중독자들은 그들이 공평한 대우를 받은 적이 없었다고 믿고 있고, 그리고 남들은 모두가 자기보다 더 좋고 더 많은 것을 가졌다고 말하기 일수이다. 그리고 사람들은 자기들을 모험광(冒險狂)이나 소란 피우는 사람쯤으로 생각하고 있는 것 같다고 말할 것이다. 종종 중독자들은 자신이 기억하는 한 자신의 과거의 삶이 불만족했다고 말한다.

이런 종류의 우울증은 항우울제로 고쳐지는 것이 아니다. 이런 경우 약물을 써서 볼 수 있는 효과라고는 불쾌한 부작용뿐이다. 전에 기술한 바와 같이 3환계(三環系) 항우울제와 모노아민 산화효소 억제제(MAOI 항울제)는 성격성 우울증에는 아무런 효과가 없다 할지라도, 이 약들은 중독성은 없다. 반면에 벤죠다이아제핀계열의 약물들(예를 들어 자낙스, 트랜진, 아티반 그리고 바리움)은 중독의 위험이 있다. 흔히 처방되는 이와 같은 신경안정제들은 알코올이나 다른 화학 물질들이 그렇듯이 중독환자의 우울 증세를 잠시 동안 완화시켜 준다. 그러나 반면에 그 약자체가 매우 높은 중독의 위험성을 가지고 있는 것이 사실이다. 뜻하지 않게, 의사가 한 가지 중독을 또 다른 중독으로 바꿔 놓을 수가 있는 것이다.

중독성 사고를 하는 사람은 만성적 욕구불만으로 고생하기도 한다. 이것은 실제적인 박탈, 즉 실제로 뭔가 부족해서 라기 보다는 비현실적인 기대 때문에 오는 것이다. 이런 중독자에게는 현실을 명확히 파악하게 하기 위해서 전문 치료자의 도움이 필요하다. 가장 효율적인 치료법은 집단 치료의 경험이다. 숙련된 치료자의 지도하에 중독자는 집단 치료의 경험에서 차츰 다른 동료들을 동일시하기 시작하면서 그들의 왜곡된 모습을 관찰할 수 있게 된다. 그리고 중독자 자신도 역시 현실을 왜곡하고 살아왔다는 사실을 깨닫게 된다. 중독자들이 비현실적인 기대를 가지고 있다는 사실을 알게 되는데, 이와 똑같이 자신도 비현실적인 기대를 가지고 있다는 사실을 깨닫게 하는데 도움이 된다. 비록 현실이 그렇게 화려한 색깔은 아닐지 모르지만 그렇다고 현실이 전적으로 단조롭고 회색 일색으로 뒤덮혀 있지 않다는 것을 알게 된다.

중독자는 종종 한 불쾌한 감정을 피하기 위해 자신의 감정체계 모두를 닫아 버리기도 한다. 중독자가 자신의 이런 모습을 이해하게 되면서, 자신들이 느끼는 어둠과 회색빛이 상당부분 폐쇄된 감각체계 때문이라는 사실을 깨닫기 시작한다. 그가 좀더 편하게 감정을 느낄 수 있게 되고 또 이 완고한 심리적 방어체계를 무너뜨리면서, 중독자는 비로소 이 세상에 분명히 존재하는 색깔과 쾌감을 음미할 수 있게 된다.

중독자가 임상적 우울증에 걸리는 것을 무엇으로도 막을 수 없다. 그리고 회복 초기에 있는 중독자에게서 임상적 우울증을 진단해 내는 것은 매우 어렵다. 왜냐하면 이때의 우울 증상은 중독성 화학 물질의 사용을 중단한 후에 오는 저변에 깔린 우울한 태도가 원인이 될 수도 있기 때문이다.

현재로서는 생화학적 장애를 진단할 수 있는 검사 방법은 없고 오로지 의사의 평가를 근거로 진단을 내린다. 따라서 의사는 올바른 평가와 판단을 하기 위해 임상적 우울증과 중독성 질병에 대하여 해박한 지식을 가지는 것이 매우 중요하다.

◆ 임상적 우울증과 중독성 우울증이 모두 존재하는 경우

중독력(中毒歷)이 없고 단지 임상적 우울증만을 가지고 있는 사람들은 항우울제와 정신치료로 효과적으로 치료할 수 있다. 임상적 우울증이 없는 중독자는 회복 프로그램과 카운슬링이 도움을 준다. 만일 중독과 임상적 우울증 두 가지를 모두 가지고 있는 경우에는 두가지 치료법 모두를 사용해야 한다. 항우울제는 회복 프로그램의 대안이 될 수는 없고, 회복 프로그램이 항우울제의 대안이 될 수도 없다. 둘을 적절히 적용시킬 때 전체적인 치료효과를 가져올 수 있다.

중독자가 임상적 우울증 증세를 보여 의사가 항우울제를 처방하는 경우, 이 약을 복용하는데 주저하는 일이 없어야 한다. 일부의 회복중인 중독자들은 마음의 변화를 일으키는 약을 복용하는 것이 단주나 단약의 원칙에 반하는 것이라고 말한다. 물론 중독성이 있는 신경안정제의 경우에는 이것은 맞는 말일 수 있으나, 항우울제나 리튬같은 기분안정제(mood stabilizers)인 경우에는 이 말이 맞지 않는다. 이 약품들은 중독자도 안심하고 사용할 수 있다.

또 일부의 사람들은 물질 사용 중독에 한참 빠져 있는 동안 항우울제를 사용했으나 별로 도움을 받지 못했을지도 모른다. 그 이유는 알코올이나 다른 약물들의 방해 작용 때문이다. 일단 단주기간이 지속되면, 항우울제는 그 효과를 발휘할 수 있다.

중독성 사고

Chapter 18

밑바닥 치기를 꼭 겪어야 하나?

참된 회복은 단순히 물질 사용을 단절했다는 의미로 끝나는 것이 아니다. 참된 회복은 기존의 병적인 사고 체계를 버리고 건전한 것을 채택하는 것을 뜻한다. 중독은 인식의 왜곡을 수반하기 때문에, 중독자가 살아온 삶에서 겪은 단지 몇가지 또는 일련의 중요한 사건들을 통해서 중독자는 자신이 가지고 있는 인식의 정당성을 진지하게 탐색할 수 있는 기회를 제공받게 된다. 이 돌파 전환점을 가져다 준 사건(들)을 밑바닥 경험(rock-bottom experience)이라고 부르기도 한다.

◆ 밑바닥의 의미

*"밑바닥"*이라는 용어는 전통적으로 중독 관련분야에서 널리 쓰여져 왔기 때문에 이를 계속 사용하는 것이 좋다고 생각한다. 그

러나 이 용어의 개념은 분명히 해둘 필요가 있다. "밑바닥"이란 반드시 사회로부터의 완전 고립, 가족의 상실 내지 실직 같은 절망적인 경험만을 의미하지 않는다. 즉, 반드시 극심한 재앙을 뜻하는 것이 아니다. 밑바닥 경험이란 중독환자가 적어도 자신의 삶의 일부분이라도 분명히 변화시키겠다는 결심을 하게 만든 어떤 사건을 뜻한다.

최근에는 많은 기업에서 직원보조프로그램(Employee Assistance Program. 이하 "EAP")을 시행하고 있다. 직무능력에 영향을 주는 어떤 문제가 있는 직원의 경우 전문 상담사를 만나게 하는 것이다. 만일 문제가 중독성 물질 의존인 경우, 그 직원은 추가적인 평가와 치료를 받도록 조치된다. 이 권고에는 도움이 필요한데도 도움을 받지 않고 계속 업무능력이 떨어지는 경우에는 그 직원이 해고된다는 지시 또는 암시가 담겨 있다. 많은 사람들에게 이 권고가 밑바닥 경험이 되어, 이 권고가 아니었다면 10~20년 이상이 지나야만 치료를 받았을 사람들이 이를 계기로 치료 프로그램에 참여하게 된다. 자신들이 직장을 잃을지도 모른다는 밑바닥 경험이 없었다면, 그들은 중독성 물질 사용을 계속한 나머지 그 결과 심각한 상황에 이르렀을 것이다.

우리 사회가 청소년의 중독성 화학 물질 의존에 대해 많은 관심을 갖게 되었기 때문에 많은 청소년들이 일찌기 치료를 받게 되어 중독 말기의 참혹한 결과로 고통 받는 경우가 적어졌다. 그들에게는 밑바닥이란 집에 계속 남아 있어 부모들과 관계를 유지하는 욕구이다.

아래에서 보듯이, 밑바닥 경험이 어떤 것들로 구성되느냐에 대한 그 다양성은 인간중력의 법칙으로 설명할 수 있다.

◆ *인간 중력의 법칙*

물리학에서 말하는 중력의 법칙의 불변성은 인간의 행동과 관련해서도 존재하기에, 이것을 인간중력의 법칙이라 불러도 좋을 것 같다. 인간은 언제나 큰 고통이 따를 것 같이 보이는 조건으로부터 고통이 덜할 것 같은 조건을 향해 움직이고 있고, 절대로 그 반대의 방향으로 가지는 않는다. 이 법칙에 의하면, 인간은 더 큰 고통을 선택하는 것이 불가능하다. 이 선택의 방향을 바꿔 보려는 시도는 마치 물을 낮은 곳에서 높은 곳으로 흐르게 하려는 시도같이 어리석은 일이다.

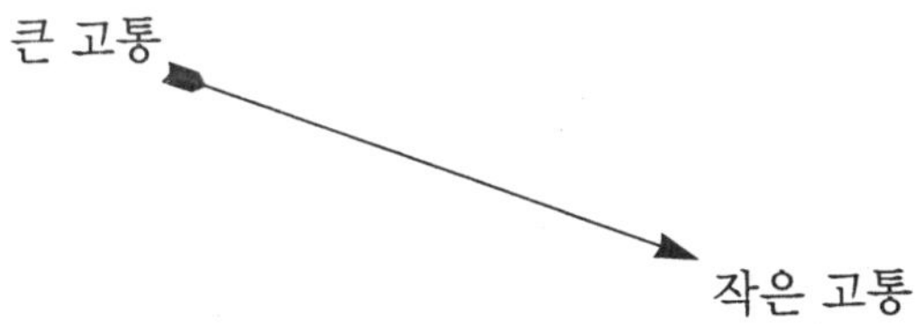

알코올 및 기타 마음을 변화시키는 화학 물질들은 일정한 불쾌감, 예를 들어 불안, 우울, 외로움, 자아의식 또는 강박적인 충동 등을 어느 정도 해소해 준다. 그러니까 이 물질의 사용을 중단하면 적어도 금단 초기에는 고통이 생기고, 때때로 심리적인 불쾌감 심지어는 심한 신체적 불쾌감을 야기할 수 있다.

우리가 중독자에게 알코올이나 기타 화학 물질을 끊도록 유도하는 것은, 결국 우리가 그들에게 더 큰 고통을 선택하라라고 요구하는 격이 된다. 그러나 인간이 더 큰 고통을 선택한다는 것은 초인적인 것이다. 이런 분석은 결국 우리가 치료의 노력을 모두 중단해야 할 것처럼 보여진다. 그러나 한편으로는 치료가 분명히 효과가 있고, 그로 인해 사람들이 알코올이나 기타 중독성 화학 물질을 끊게 된다는 사실을 우리는 분명히 알고 있다. 이 모순을 어떻게 이해해야 하나?

◆ 인식의 변화를 통한 단절의 완성

인간중력의 법칙은 불변의 법칙이고 적용되는 방향도 변할 수 없지만, 사람들의 인식은 변화가 가능하다. 사람들은 중독성 화학 물질 사용이 더 큰 고통으로 이끈다는 사실을 배울 수 있으며, 사용을 중단하는 것이 덜 고통스럽게 된다는 사실도 교육을 통해 깨달을 수 있다.

활동성 중독	*회복*
더 큰 고통: 단절(단주 또는 단약)	더 큰 고통: 중독성 물질사용
↓	↓
경감된 고통: 중독성 물질 사용	경감된 고통: 중독성 물질사용 중단

그러면 인식의 변화는 어떻게 일어나는 것일까? 마음의 변화를 일으키는 모든 화학 물질은 시간문제이지 언젠가는 어떤 형태로든지 불쾌감을 야기한다.

- 가족들과 친구들로 부터의 존경의 상실
- 직장을 잃을 수 있는 위험
- 학업성취의 하락
- 심한 위장계열 증상
- 숙취
- 환각증세
- 넘어지거나 그래서 생기는 타박상
- 경련 발작
- 기억 장애
- 구속의 위협
- 망상의 공포

위에 열거한 고통들이 하나 또는 몇 개가 합쳐서 결정적인 한계점에 도달하면, 즉 그의 고통이 중독 물질의 사용으로 완화될 수 있는 고통보다 더 커지는 정도가 되면, 그때야 비로소 고통의 크고 작음을 감지하는 중독자의 인식이 바뀌게 된다.

그렇다면 밑바닥 경험을 할 때에는 어떤 일이 일어나는가? *"실제로 밑바닥 경험은 하나의 인식(認識) 변화에 지나지 않는다. 이 변화를 통하여 중독성 화학 물질의 계속 사용이 이를 끊는 것보다 더 고통스러운 것임을 알게 되는 것이다."* 중독자가 중독성 물질의 단절을 성공 후 어느 시기든지 간에, 심지어 몇 년이 흐른 후라도, 단절 상태에서의 고통이 적어지지 않고 더 커지는 경우에는 재발이 일어난다.

아무런 치료 개입이 없으면 중독자는 계속 음주하다 결국 밑바닥 경험을 하게 되는 것이 자연스러운 과정이다. 그러나 선의에서 비롯된 것이기는 하지만 중독자의 주변 사람들은 보다 못해 중독성 화학 물질 사용으로 인해 생기는 고통들을 제거해 주려고 한다. 동료가 숙취로 제대로 일을 못하면 그의 일을 누가 대신해 주는 것이 한 예라 할 수 있다. 그러나 이 선의의 도움이 중독자가 고통의 크고 작음을 인식하는데 있어서 변화가 올 수 있는 기회를 박탈하여 결국 중독의 과정을 지속하게 한다. 이러한 이유로 중독성 화학 물질 사용으로 오는 고통의 결과를 제거해 주는 사람들을 *"촉진 조력자(enabler)"*라고 부른다.

기억해야 할 것은 불쾌한 결과가 자연스럽게 일어나도록 하는 것이 결코 중독성 물질 사용자를 처벌하는 것이 아니라는 사실이다. 벌한다는 것은 외부로부터 고통을 가하는 것이다. 예를 들어, 음주하는 이가 자기의 결혼이 고통의 원인이라고 생각한다면 그는 술을 끊지 않고 별거를 해야 할 것이다. 단지 알코올 중독자가 술 때문에 고통이 온다는 사실을 인식할 때에만 비로소 단주가 해결책이 된다.

중독자의 인식이 단주를 통하여 더 좋은 보상을 얻을 수 있다는 사실을 알아야 변화가 시작된다. 중독성 물질 사용을 단절했을 때 얻는 보상이 마음을 변화시키는 중독성 화학 물질이 주는 보상을 초과하기 시작 할 때가 되어야 비로소 중독자들이 무엇이 더 좋고 나쁜가를 가름하는 그들의 인식이 변한다.

중독성 물질 사용의 단절을 지속하면서 행복하고 생산적으로 살아가고 있는 사람들을 보고 만나는 것이 자신도 중독성 물질 사용의 단절을 통해서 얻을 수 있는 보상을 잘 예측할 수 있게 해준다.

가족, 친구 및 동료로부터 자기의 중독성 물질 사용 단절에 대한 긍정적인 반응을 보는 것도 좋은 보상이 된다. 자존감을 되찾는 것도 보상이다. 직장을 유지하는 것도 보상이다.

현재 중독이 한창인 중독자는 이런 보상들이 좋다는 것을 알지만, 자신이 도저히 이룰 수 없는 것들이라고 생각할지도 모른다. 이런 경우 현실적이면서 적절하게 자존감을 높여 주는 좋은 치료가 특별한 효과를 가져올 수 있다. 적절한 치료의 도움으로 중독자는 이 좋은 보상들을 자기도 얻을 수 있다는 것을 믿기 시작하고, 중독성 물질 사용의 단절이 결국 먼 안목에서 앞으로의 고통을 덜어 줄 수 있다는 사실을 깨닫게 된다.

사람에 따라 무엇이 보상이고 무엇이 고통인가에 대한 인식이 크게 다르다. 치료자는 환자가 중독과 중독성 물질사용 단절에 대한 옳은 판단을 할 수 있도록 돕기 위해서 각 환자가 가지고 있는 보상과 고통의 개념이 무엇인지를 알아야 한다. 그래서 중독자 자신의 밑바닥 경험과 중독성 물질 사용 단절에서 생기는 이로움에 대한 현실적인 기대가 합쳐서, 단절의 지속이 가능한 것이다.

중독성 사고

Chapter 19

중독자와 신뢰

치료전문가는 물론 다른 치료자들은 중독자의 신뢰를 얻기 위하여 여러 가지 기법을 쓸 수 있다. 그러나 그것이 어떤 방법이건, 결국 성공적인 치료는 중독자의 신뢰에 달려 있다.

우리가 중독자에게서 기대하고 있는 것이 무엇인지 한번 정리해 보자. 첫째로, 우리는 중독자가 자신의 하루 하루를 보람있게 살 수 있도록 영원히 그리고 완전히 중독성 화학 물질의 사용을 끊는 것을 기대한다. 불행하게도 중독자에게는 바로 이 중독성 물질사용 만이 *"유일"*하게 삶을 견딜 수 있도록 해주는 방편이다. 그러므로 이것을 끊으라는 것은 사실 감당하기 어려운 큰 과제이다.

회복기에 접어든 총명한 영업사원 한 사람이 단주한지 10년이 되는 해에, "선생님, 제가 술 해독을 하고 있을 때 선생님은 저에게 여러 가지 검사결과를 보여 주시며, 술을 끊지 않으면 곧 죽을 거라고 하셨어요. 그런데 사실 그것이 나에게 큰 충격이 아니었어요. 저는 그래도 술을 계속 마시고 죽는 쪽을 택했을 테니까요. 술이 필요할 때 술 없이 살아야 한다는 것은 정말 상상도 할 수 없었어요."라고 말을 했다.

중독성 물질 사용을 끊는다는 것은 만만치 않은 도전이다. 그러나 물질 사용의 단절이 회복이 아니다. 이는 단지 회복의 *전제 조건*일 뿐이다. 진정한 회복을 위해서는 태도와 행동의 변화가 있어야 하는데, 이는 중독자가 과거 여러 해 동안 유지해 오던 자신의 사고방식을 변화시켜야 한다는 것을 의미한다. 즉, 중독성 사고를 극복해야 한다는 의미이다. 이 극복의 공식은 다음과 같다.

회복 = 단절 + 변화

◆ *중독자들과 이성적인 담론이 어렵다*

다음과 같은 상황을 상상해 보자. 여러분이 신뢰하는 어떤 사람이 어느 날 여러분에게 소중한 것, 예컨데, 정교한 크리스탈 꽃병이나 값비싼 자기로 만든 조각상을 집어 들고 4층 창밖의 길가로 내던지라고 말을 했다면 어떻게 할 것인가? 당신은 아마 그 순간 "당신 정신 나갔어? 그거 가보(家寶)라고. 얼마나 소중한 건데 그것을 내가 집어 던져 깨지게 하라고? 왜 그런 어리석은 짓을 내가 해야 하지?"

그런데 그 친구가 이런 대답을 했다고 상상해 본다. "아하! 바로 그것이 너의 문제라고. 너는, 중력의 법칙이 존재한다고 믿는 망상을 가지고 있으니까 그런 생각을 하는 거야. 그래서 4층에서 물건을 창밖으로 던지면 물건이 바닥으로 떨어질 거라 생각하지. 그러나 너는 이제껏 거짓에 속아온 희생자였다고. 중력의 법칙 따위는 존재하지 않아. 날 믿어 봐, 친구야. 그 도자기나 꽃병을 창밖으로 던져도 그것은 땅바닥으로 떨어지지 않는다는 것을 실제로 보게 될거야. 그것이 그냥 공중에 떠 있을 것이라고. 그리고 다시 언제든지 원하는 시간에 꽃병을 다시 잡아올 수 있단 말이야."

여러분은 틀림없이 이 친구가 정신이 나갔다고 판단할 것이다. 그리고 마음속으로 ***"불쌍한 친구, 정신이 완전히 나갔네!"*** 라며 ***"물건을 놓으면 당연히 바닥으로 떨어진다는 것은 당연한 일 아닌가. 중력의 법칙이 있지 않나. 이 완전히 돌아버린 친구가 세상에 얼토당토 않은 일을 나에게 설득시키려 하네. 미쳐도 곱게 미치지"*** 라고 생각할 것이다.

중독자에게 그들의 사고가 잘못된 것이라고 우리가 설명하는 것은, 사람들에게 그들이 가지고 있는 중력의 법칙에 대한 믿음은 망상이라고 말하는 것과 같은 것이다. 따라서 중독자에게 그가 가진 현실의 개념을 버리고 우리의 것을 받아들이기를 기대하는 것은 무모하기 짝이 없는 일이다.

◆ 회복의 두 가지 필수 요건

그렇다면 회복은 과연 어떤 식으로 일어나는가? 여기에는 두가지의 필수적인 요건이 존재한다.

1. 중독자는 우선 그들이 최근에 획득한 이성적 추리능력

(Reasoning Power)에 대한 믿음을 없애 버려야 한다. 중독자는 자신의 현실에 대한 개념과 사고 과정이 왜곡되었다는 사실을 새롭게 배워야 한다. 불행하게도, 한평생 중독자가 가지고 있던 사고 패턴에 대해서는 어느 누구도 중독자 스스로가 자신의 믿음을 의심해 보도록 만든다는 것은 거의 불가능하다. 중독자가 자기의 사고를 의심하게 만드는 것은 오로지 밑바닥 경험 즉, 중독자가 자신의 태도와 행동을 다시 숙고할 수 있게 만드는 바로 그 사건뿐이다. 바로 이 시기에 치료자나 전문가는 잘못된 과거의 믿음을 지적하고 파고들 수 있다. "잘 생각해 보세요. 지금 자기의 현실에 대한 인식과 사고방식이 그동안 왜곡되었다는 것을 느끼지요. 올바른 사고체계가 어떤 것인지를 이해하도록 도와 드릴께요."

2. *중독자가 신뢰하는 사람을 통해 그들이 인식하는 것과 다른 또 하나의 현실이 존재한다는 것을 인식하게 해주어야 한다.* 나는 환자들에게 이 현실 확인(reality check)을 이해시키려고 노력한다. 그러나 그들의 이해를 돕는데 있어 책에 써 있는 요리 처방에 따르지 않고 항상 자기가 맛을 보면서 요리하는 유명한 주방장의 예를 들어준다. 그 주방장은 재료의 정확한 양을 일일이 재는 것에 대해서는 관심이 없다. 그는 모든 재료를 넣고, 자신이 원하는 맛이 만들어질 때까지, 그 조합물의 맛을 간간히 봐가며 설탕, 소금, 레몬 등 필요한 것을 넣어 가미한다.

그런데 그 주방장이 코막힘을 동반한 심한 감기에 걸려 맛을 볼 수 없다면 어떻게 할까? 그 주방장은 음식 자료의 분량을 재지 않으니까 하는 수 없이 다른 사람을 불러 "이 맛이 어떤지 그리고 뭐가 더 필요한지 말좀 해줘요. 내가 감기 때문에 맛을 볼 수 없어서 그래요."라고 물어 볼 수 밖에 없다.

중독자의 치료를 담당하는 전문가들의 역할이 바로 이와 같은 것이다. 중독자의 현실을 평가하는 미뢰(味蕾, 혀의 미각 기관)는 그 기능을 제대로 하지 못한다. 그러니까 치료전문가는 이 중독자로 하여금 현실을 제대로 평가하고 그의 잘못된 사고체계를 고치도록 도와주어야 한다.

◆ 치료에 있어서의 신뢰구축

중독자에게 이전에 한 번도 본 적이 없는 사람을 부조건 신뢰하라고 하는 것은 무리가 아닐까?

대부분의 중독자는 남을 믿는 능력이 결여되어 있다. 더우기, 그들의 부모 중의 하나가 알코올 중독이었던 집안에서 자랐다면 그들은 신뢰라는 것을 배울 기회가 없었다. 그의 가정 자체가 거짓과 기만으로 가득했을 것이다.

아버지가 알코올중독자였다면 아버지는 술 안 마시는 어머니에게 거짓말을 하고 그 어머니는 주정뱅이 아버지를 속였을 것이다. 따라서 알코올 중독자들의 자녀들 대다수가 그 누구도 믿을 수 없다는 것을 배운다.

건전하고 부모가 제대로 된 기능을 갖춘 가정에서 자라난 아이들도 타인을 신뢰하는데 문제가 있을 수 있다. 부모들이 여러 가지 사정 때문에 항상 자녀들에게 솔직하지 않을 수 있기 때문이다. 부모들은 종종 아이들이 어떤 사항들은 그들의 능력으로는 도저히 이해하지 못한다고 생각한다. 그래서 진실을 말해주지 않고 아이가 이해할 수 있게끔 꾸며서 이야기 해준다.

따라서 전문적인 치료과정을 접하게 되는 중독환자라 할지라도 신뢰를 가져야 될 근거는 거의 없는 것이다. 그러나 밑바닥 경험을 겪고 나면 그 경험은 중독자의 마음의 뿌리를 근본적으로 뒤흔들어서 환자의 마음을 몹시 안절부절하게 만든다. 이때 치료자가 나타나 중독자와 악수를 하며 "우리가 도와 드릴께요."라고 말하는 따위는 중독자 속마음의 어려움을 잘 모르는 "호언장담"에 지나지 않는다!

중독자가 남을 신뢰하지 않는다면, 그러면 그들이 어떻게 의사나 치과의사에게서 치료를 받을 수 있을까? 또 수술은 어떻게 받을 수 있을까? 이에 대한 대답은 있다. 즉, 치과의사나 외과 의사들은 중독자가 이미 믿고 있는 사실과 상충되는 것을 말하지 않는다. 치과의사는 중독자의 묻혀있는 사랑니의 압박 때문에 이를 빼내야 한다고 말한다. 이에 대해 중독자도 박혀 있는 골치꺼리인 사랑니를 빼내면 안 된다고 믿지는 않는다.

그러나 화학 물질 중독의 치료에서는 사정이 전혀 다르다. 중독자는 회복과정에서 새로운 방식의 생각을 시작해야 하고, 그러기 위해서는 확고한 신뢰가 바탕이 되어야 한다.

치료 중의 중독자들은 자신을 속이지 않고, 그리고 치료의 최우선 목적이 그들의 안전이라야 하며, 그들의 치료진이 오로지 이 목적을 위해서 노력한다는 점을 믿게 해주는 증거를 요구한다. 또한 의료진은 환자의 동의를 얻고서 그의 가족, 고용주 또는 법원 관계자들과도 치료적 동맹을 맺을 수 있어야 한다.

중독성에 대한 치료를 받게 되는 사람들은 자신을 치료하는 사람들을 시험해 보는데, 이는 당연한 일이라고 할 수 있다. 치료진은 우선 현재까지 중독자들이 믿어온 것들이 그릇된 것이고 그들의 사고가 왜곡되어 있어서 옳지 않기 때문에, 일단은 다른 사람의 사고방식을 신뢰해야 한다는 것을 반드시 말해 주어야 한다.

과거에는 전형적인 입원치료 프로그램으로 4주간을 잡았다. 그러나 수년간 중독성 사고로 살아온 사람이 28일 만에 그 생각이 뒤바뀌지 않는다. 그러나 직이도 중독자는 중독성 화힉 물질이 없는 환경에서 새 출발을 할 수는 있다. 오늘날 입원치료가 외래치료로 본질적으로 대치되면서 대부분의 중독자들이 보호시설의 혜댁을 빋지 못한다.

입원치료의 제한성은 치료자들에게도 어려운 도전이 되는데, 그 이유는 치료자들도 중독자와 마찬가지로 이 제한성이 주는 새로운 현실을 다루지 않을 수 없기 때문이다. 그래서 지금 여러 가지 외래 프로그램들이 이 도전을 안고 생겨난 것이다. 아편이나 알코올 중독의 경우에 단절을 강화시키기 위해 다이설피람(Disulfiram)이나 날트렉손(Naltrexone)등이 널리 사용되었다. 치료계약을 일단 문서로 체결하고, 급성 금단증상 단계에서도 살아남을 수 있도록 하기 위해서 도움이 될 수 있는 여러 가지 기법들도 고안되었다.

전통적인 4주간의 입원 프로그램은 외래 프로그램으로 많이 대치 되었지만, 실은 강력한 외래치료 프로그램은 입원치료보다 회복에 이르는데 있어 더 오랜 기간이 걸린다. 그래서 치료자가 중독자의 중독성 사고체계를 포기시키고 정상적인 사고체계로 전환하도록 돕는데 더 오랜 기간이 걸리게 되었다.

◆ 중독성 사고를 다루다 실패할 때

입원 조치로 억지로 술을 끊고 겨우 신체적인 금단증상을 거친 초기 중독자가 치료 프로그램을 그만두고 병원을 떠났다고 생각해보자. 그가 퇴원 후 즉시 음주하거나 또는 약물을 다시 사용한다면, 이는 그의 중독성 사고가 전혀 바뀌지 않았다는 것을 의미한다. 제정신에 올바른 사고를 하는 사람이라면 퇴원하자마자 즉시 중독에 되돌아가는 것을 원치 않았을 것이다. ***즉시 재발하는 현상은 그 중독자가 아직도 중독성 사고의 틀을 버리지 않았다는 것***으로만 설명이 가능하다.

따라서 이런 재발은 틀림없이 치료자가 해당 환자의 신뢰를 얻지 못했다는 것을 뜻한다. 이것은 반드시 치료자의 기법이나 성의가 부족해서 생기는 것은 아니다. 그 환자는 뿌리 깊은 불신 도식을 가지고 있어 아직은 아무도 신뢰하지 못하는 상황에서 치료에 임했는지 모른다. 또는 어처구니 없는 파괴적인 사건들이 그동안 많이 일어났는데도 불구하고, 아직 중독성 사고를 무너뜨릴 만한 밑바닥 경험을 해보지 못한 때문인지도 모른다. 일반적으로 중독자가 치료진이 옳았다는 것을 인정하고 자신의 사고체계가 잘못되었다는 것을 깨닫는 것은 시간에 달린 문제이다. 그래서 중독자는 대개 치료받기 위해 또 다시 돌아오는데, 이때는 훨씬 더 치료자를 신뢰한다.

지금까지 신뢰에 관해 설명하였는데 이 내용은 중독자와 건설적인 관계를 맺기를 원하는 모든 사람에게 그대로 적용될 수 있다. 즉, 치료자뿐만이 아니라, 가족, 직장 상사, 목회자, 후견인, 그리고 회복 프로그램에서 만난 친구들을 모두 포함한다. 모두가 신뢰를 얻을 수 있고, 또 이를 존중하고 그리고 그 신뢰를 소중하게 지킬 줄 알아야 한다.

중독성 사고

Chapter 20

영성과 영적 공허감

인간이 가진 질병의 대부분을 동물에게서도 발견할 수 있다. 그러나 동물들에게 중독성 질병이 있는 지에 대해서는 알려진 바가 없다. 어떤 동물들은 일정한 화학 물질로 뇌를 처리한 경우 동물들이 과도하게 먹거나 마시는 현상을 보이지만, 정상적인 환경에서는 이런 일이 일어나지 않는다. 과도한 탐닉은 인간에게서만 볼 수 있는 현상이다. 왜 그럴까?

신체적인 충동과 욕구만이 있는 동물과는 달리, 인간은 영적인 충족을 갈망한다. 이 영적인 욕구가 채워지지 않으면 인간은 막연한 불안을 느낀다. 배고픔, 갈증 내지 성적인 욕구는 쉽게 확인할 수 있는 것이지만, 영적인 갈망은 인식하기도 그리고 충족시키기도 어렵다. 사람들은 무언가 부족한 것 같은 공허감을 느끼지만 그 무언가가 무엇인지 알지 못한다.

인간의 영성에도 마찬가지로 중독성 왜곡현상이 일어난다는 것은 그리 놀라운 일이 아니다.

◆ *영적 공허함 채우기*

사람들은 어떤 물질이 만족감을 준다는 사실을 경험을 통해 안다. 따라서 중독성 사고는 사람들로 하여금 이 막연한 영적인 갈망을 음식, 약물, 섹스 혹은 돈을 가지고 만족시키도록 유인할 수 있다. 실제로, 이와 같은 것들이 일종의 만족감을 줄 수는 있다. 그러나 그 어느 것도 근본적인 문제 즉 영적인 욕구를 채워주지는 못한다. 일시적인 만족감은 곧 사라지고 대신 갈망은 되돌아온다.

이런 식으로 생각해 보자. 인간은 정상적인 기능을 유지하기 위해 일정한 양의 비타민들 즉, 비타민 A, B군, C, D, E 및 K 등이 필요하다. 이 중 어느 하나라도 모자라면 특유한 결핍증이 나타난다. 예를 들어 비타민 C가 모자라면 괴혈병이 생기고, 비타민 B_1이 모자라면 각기병에 걸린다. 비타민 B_1이 부족한 사람에게 비타민 C를 대량 투여한다 해서 비타민 B_1 결핍 질환은 좋아지지 않는다. 일정한 비타민이 공급되기 전에는 아무런 변화도 일어나지 않는다. 부족한 비타민을 두고 다른 비타민을 잔뜩 주면서 보상이 될 수는 없다.

이것은 중독자가 저지르는 잘못과 비슷하다. 중독성 사고체계를 가진 사람은 음식, 돈, 섹스, 술 또는 약물들이 자신의 욕구들의 "일부"를 만족 시켰으므로, 다른 욕구들도 만족시켜 줄 것이라고 믿는다.

이것은 또한 우리에게 ***"중독의 대체"*** 현상을 이해할 수 있게 도와준다. 예를 들어 섭식장애가 강박적인 도박(compulsive gambling)으로 또는 성적 중독이 일 중독으로 대체되는 현상이다.

"약(또는 술)을 안 하니까 마음이 왠지 허전했습니다. 그게 뭔지는 제가 알 수가 없어요. 그런데 지금은 그 공허한 곳이 바로 신이 계셨던 곳이라는 것을 알겠습니다."

◆ 영성의 의미

음식을 먹으면 금방 배고픔이 가시고 물을 마시면 갈증이 없어지는 것은 쉽게 알 수 있는데, 무엇이 우리의 영적 갈망을 만족시켜주는지는 왜 쉽게 알 수가 없을까?

이에 대한 답이 있다. 신학자들은 이것이 바로 무엇이 인간인가를 구분하는 핵심이라고 말한다. 인간은 단지 지능의 수준만이 다른 동물의 일종은 아니다. 도덕적으로 자유로운 존재인 인간들은 자신들의 영성과 신과의 특수한 관계를 인정하느냐의 여부를 두고 선택을 할 수 있다.

그러나 만일 종교적인 성향이 없는 사람이 "우리가 이해할 수 있는 신"이 바로 이 지지집단이라고 하면 어떻게 될까? 그러니까 전통적인 종교적 신앙이 없다고 해서 영성도 없다고 할 수 있을까?

전혀 그렇지 않다. 인간은 다른 동물과는 분명히 다르다. 월등한 지능 뿐만 아니라 인간은 동물에게 없는 많은 특징들을 가지고 있다. 예를 들어, 우리는 역사를 통하여 무엇을 배우는 능력을 가졌고 동물은 전혀 그렇지 않다. 우리 인간은 존재의 의미에 대해 고민한다. 인간은 자신을 발전시키는 방법을 생각해내고 이를 실행에 옮길 수 있다. 우리는 만족을 잠시 미루고 우리의 행동의 장기적인 영향에 대해서 생각할 수 있다. 마지막으로, 우리는 도덕적으로 올바른 결정을 내릴 수도 있어서 그 결과 우리의 육체가 갈망하는 행동들을 포기할 수도 있다.

인간에게 고유한 이 모든 능력들이 바로 이 *"영성"*을 구성하고 있다고 말할 수 있다. 그러므로 영성이란 인간을 우리 주변의 여러 형태의 다른 군상들과 구분하는 바로 그 부분이다. 어떤 종교학자는 천지창조가 있었던 그 순간 신이 영성을 인간성 안에 불어넣었다고 한다. 반면 어떤 무신론자는 수백만 년의 진화과정에서 영성이 생긴 것이라고 말할지도 모른다. 그러나 누구도 인간이 이런 가능성을 가지고 있고 그래서 인간은 영성을 가지고 있다는 점을 부정하지 않는다.

우리가 인간만이 갖는 이 고유한 능력들을 발휘한다는 것은, 곧 우리가 *"영적"*이 된다는 것이다. 따라서 인간은 종교적이 아니더라도 영적일 수 있다. 그 이유는 인간의 고유한 능력들 중 그 어느 것도 종교적이어야 한다는 전제를 요구하지 않기 때문이다.

우리는 또한 중독에서 회복되는 과정에서 영성의 중요성을 깨닫기도 한다. 현재 물질 사용이 한창인 중독자들은 자신들의 과거 행동의 역사로부터 아무 것도 배우지 못한 것이 분명하다. 왜냐하면 그들은 파괴적이라고 증명된 행동들을 계속 반복하고 있기 때문이다. 삶에 있어서 그들의 목적이란 끝내주는 쾌감만을 맛보는 것이며, 그 외의 다른 목적은 안중에 없는 것이다. 그들의 행동이 분명히 자기 파괴적인데도 스스로 개선하겠다는 생각은 전혀 하지 못하는 것이다. 현재 한창인 중독자들은 만족을 지연시킬 줄 모르고 인내심도 없고 그들의 행동이 가져오는 결과를 생각하지도 못한다. 끝으로, 중독자들은 자유를 잃고, 중독의 강박성에 의해 완전히 지배된다. 중독은 그래서 영성의 마비이다.

*"중독성 사고는 비영적(非靈的, nonspiritual)"*이다. 왜냐하면 중독성 사고가 추구하는 목적이 영성의 반대의 극단이기 때문이다. 따라서 중독의 회복을 위해서는 종교가 반드시 필요한 것은 아니지만, 중독성 사고로부터 영성으로의 전환은 필수적이다. 물론 종교는 영성을 포함하며, 회복과정에서 추가적인 원천과 힘이 될 수 있다. 그러나 회복을 위하여 종교가 절대적으로 필요한 것은 아니다.

중독성 사고

Chapter 21

중독적 사고와 재발

중독성 사고가 되돌아오면 알코올 내지 다른 중독성 화학 물질 사용의 재발이 뒤따라온나. 그리고 중독자가 재발 후에 다시 12단계 프로그램으로 돌아가려고 할 때 이러한 왜곡된 사고를 잘 볼 수 있다.

◆ *치유와 성장*

회복은 하나의 성장과정이므로, 재발은 이 성장의 중단이다. 그러나 재발한다는 것이 맨 첫 시발점으로 되돌아간다는 뜻은 아니다. 그러나 재발한 중독자들은 거의 예외 없이 자신들이 맨 처음으로 돌아간다고 생각한다. 2년이든 12년이든 회복한 후에 일단 재발하면 제일 밑바닥으로 되돌아간 것처럼 느껴진다. 그러나, 이것은 잘못된 생각이다. 그리고 이런 생각은 재발이 있을 때 회복의 길로 다시 복귀하는데 부정적인 영향을 준다. *재발을 경험한 많은 사람들은, "무슨 소용이 있어? 나도 노력해 봤는데 효과가 없잖아. 또 다시 싸워 보느니 아예 포기할까봐"*라고 생각한다.

문제는 그들 자신이 처한 상황의 진실들을 확인하지 않고, 결론부터 내리면서 시작을 하는데 있다. 즉, 지금까지의 누적해온 진전들, 터득한 기법 및 회복이 가져오는 보상 등을 보지 않는다. 그 대신, 재발한 중독자는 중독성 화학 물질 사용의 계속을 택한다. 부질없고 절망적이라는 생각은 전형적인 중독성 사고이고, 이런 생각은 중독성 화학 물질의 사용을 정당화하려는 목적에 따라 생기는 것이다. 아래의 이야기에서 재발이 있다 해서 회복중의 중독자가 그 시점까지 얻은 수확들이 재발과 더불어 다 무너져 없어지는 것이 아니라는 사실을 알 수 있다.

미끄러운 장소

어느 겨울날에 내가 소포를 보내기 위해서 우체국에 갔었다. 내 차의 배터리가 다 나가버려서 우체국까지 8블록을 걸어가야 했다. 나는 인도의 빙판이 된 곳에 신경쓰며 조심스럽게 걸었지만, 그럼에도 불구하고 미끄러져서 심하게 넘어졌었다. 운 좋게 뼈를 다치진 않았지만 고통은 심했었다.

나는 인도에 쌓인 눈을 치운 사람이 좀 더 철저하게 치우지 않았다고 혼자 말로 욕을 하고 싶은 정도로 화가 났었다. 그러나 누가 눈을 제대로 치우지 않아서 내가 넘어졌건 또는 나의 부주의로 넘어졌건 간에, 아픔을 무릅쓰고 일어나 걸어가지 않으면 우편국에 도착하지 못한다는 사실을 알고 있었다. 절룩거리면서도 나는 다시 넘어지지 않으려고 미끄럽다 싶은 곳에 더욱 신경을 썼다.

넘어져서 몹시 아팠지만, 내가 넘어진 지점은 내가 출발한 집과의 거리와 비교할 때 우체국까지의 거리가 2블록이나 더 가까웠다. 얼음판에 넘어졌다고 해서 내가 그곳까지 걸어온 거리가 없어지는 것은 아니다.

이것이 바로 우리가 재발을 어떻게 보느냐를 가르쳐 준다. 즉, 고통이야 어쩔 수 없지만 재발은 처음 시점으로의 퇴행이 아니다. 재발이 있기까지 이룬 진전이 다 없어질 수는 없다. 재발한 중독자는 바로 그 시점에서 다시 시작하면 되는 것이다. 마치 내가 얼음판 길에서 넘어졌던 것처럼 재발을 일으키게 한 원인들에 대해 앞으로 좀 더 조심할 수가 있는 것이다.

◆ 중독성 사고의 재발

치료자건 후견인이건 노련한 관찰자는 재발로 이어질 수 있는 중독성 사고가 다시 돌아온 것을 미리 알아차릴 수 있다. 만일 우리가 바로 이때 이것을 바로 잡을 수 있다면 재발을 방지할 수도 있을 것이다. 예를 들어 조급증으로 안절부절을 보이기 시작하는 회복중인 사람은 중독자 특유의 시간에 대한 개념이 되돌아 왔을 가능성이 많다. 누가 자기는 이제 조절능력이 생겨서 전같이 자주 단주 모임에 갈 필요가 없다고 말한다면 이는 틀림없이 "만능 사고"가 다시 돌아온 탓일 것이다. 후회로 몸부림치는 사람은 실은 수치심으로 퇴행하고 있는지도 모른다. 잘못을 합리화하거나 남을 비난하며 투사를 하거나 또는 다른 사람의 행동에 과도하게 예민해져 있으면, 이것은 중독자의 과민함 또는 중독자 특유의 자기-정당성 때문인지도 모른다. 몹시 후회를 하거나 비관적이 되면 이것은 중독성 사고의 특징인 우울증이나 병적인 기대의 신호일 수도 있다. 중독성 사고로 의심되는 내용들이 어떤 것이든 그것이 다시 되돌아오면 이것은 재발의 전조일 수 있다. 중독성 사고의 복귀를 즉시 발견하여 건전한 사고로 복원시킬 수 있다면 중독자의 중독성 물질 사용 재발을 방지할 수 있다.

◆ *12단계 프로그램의 재진입*

재발을 하면 AA나 NA(익명의 마약중독 모임) 그리고 12단계 프로그램으로 다시 돌아가야 한다는데 대해, 많은 사람들이 좌절하게 된다. 그들은 처음에 자신들이 그 프로그램에 참가했을 때 느꼈던 좋은 감정, 열정 및 따뜻함을 기억하고 있기 때문에, 재발 후 다시 프로그램에 참가했을 때 처음에 느꼈던 그 느낌을 느끼지 못하는데 대해서 실망한다.

그러나 첫 키스는 단 한번 뿐이다. 한번 경험한 것이 다시 되풀이 될 수는 없다. 처음으로 12단계 프로그램에 참가했을 때 중독자들은 자신과 같은 사람들을 발견한다. 그리고 회복 집단의 일원이 되어감에 따라서 중독자들은 환대를 받는 느낌과 편안한 느낌을 갖게 된다. 이러한 느낌을 기대하고 프로그램에 다시 돌아온 사람은 좌절하고 실망하기 십상이다. 지금은 처음 그때처럼 새롭고 신선하게 느껴지지 않기 때문이다.

코카인 중독자들은 처음으로 코카인을 사용했을 때의 짜릿한 절정감을 다시 맛보려고 줄곧 노력하지만 절대로 그 때의 느낌은 오지를 않는다고 한다. 첫 번째 회복 시도 때에 느꼈던 만족감을 다시 느끼려는 시도도 마찬가지다.

"재발에 대해서 그 실체를 인정해야 한다."라는 말을 꼭 기억하자. 이것은 매우 중요하다. 재발 전의 단주 생활에서 얻은 성장은 없어지는 것은 아니라는 것이고, 그리고 첫 번째 회복 시에 가졌던 그 경험은 재발시에는 다시 느낄 수 있다는 기대는 하지 않는 것이 좋다는 것이다. 이 두 가지가 중독성 사고를 하는 사람들이 종종 왜곡하는 대표적인 것들이다.

중독성 사고

Chapter 22

성장의 좌절

좌절은 알코올 중독이나 약물중독의 원인이 아니다. 많은 사람들이 좌절을 인내하고 술이나 중독성 화학 물질이 주는 마취효과에 의존하지 않고 좌절을 극복하는 방법을 배운다. 그러나 중독성 화학 물질로 좌절을 관리하는 사람들은 좌절을 어떻게 견디어야 하는지를 배우지 못한다. 그들도 어느 정도 좌절을 조절할 수는 있다. 그러나 그들은 중독성 사고로 인해 다른 사람들과의 관계에서 많은 어려움이 있다.

우리는 세상사들이 현재의 모습과 달라야 하고 또 달라질 수 있어야 한다고 절감할 때 좌절감을 갖게 된다. 만일 세상의 일들이 예상했던 대로만 일어난다면, 그것이 비록 우리가 좋아하지 않는 일이라 해도 우리는 별로 좌절하지는 않을 것이다.

◆ *일련의 도전들*

중독성 사고를 가진 사람들이 종종 깨닫지 못하는 것은 삶이 도전의 연속이라는 사실이다. 우리는 한 가지 어려움을 극복하기 위하여 엄청난 노력을 기울이기도 한다. 그 어려움을 이겨내고 안도의 숨을 내쉬는 순간, 우리는 또 다른 장애물에 부딪친다. 그리고 이것은 끝없이 영속된다.

그런데 중독성 사고를 가진 사람들은 여기에 무언가 잘못이 있다고 믿는다. 이들은 일정 기간 동안 고민이 없는 평화로운 삶이 지속되지 않을 경우, 자신만이 오로지 부당한 대우를 받아 고생한다고 느낀다. 이때 그들이 술을 마시거나 중독성 화학 물질을 사용하게 되면, 자신이 감내해야 하는 이 견디기 어려운 문제들을 이렇게 토로한다. *"하나가 오면 또 하나가 오고, 한시도 평온한 적이 없어"*라고.

이런 투정이 정당한 불평으로 들릴지 모르지만, 잘 생각해보면 실은 대부분의 사람들도 비슷한 현실 속에서 살아가고 있다. 단, 중독자들은 이 사실을 이해하지 못한다. 그들의 생각으로는 자기 자신만이 이런 끝도 없는 스트레스와 문제들을 안고 살아간다고 생각한다.

중독자 측근에 있는 사람들은 중독자의 불평하는 내용들이 술을 마시거나 약물을 사용하는 것을 정당화하는 충분한 이유가 될 수 없다는 것을 잘 안다. 그러나 그들은 자신도 모르는 가운데 중독자들의 잘못을 공감하면서 이에 말려든다. 중독자가 말하는 여러 가지 문제들이 누구도 감당하기 힘든 벅찬 문제들처럼 들리기 때문이다. 그러나 자세히 따지고 보면, 중독자들이 불평하는 문제들은 일반인들의 그것과 다르지 않다. 다만 중독성 사고를 가진 사람들의 인식이 근본적으로 다를 뿐이다. 즉, 그들은 *"다른 사람들은 때로는 운이 트여 잘 나갈 때가 있는데 나에게는 어림도 없어. 절대, 그런 일은 없다고."*라고 생각한다.

회복기에 있는 중독자들은 비현실적인 기대를 자신들의 단주(약)의 생활 속에도 끌어들인다. 즉, 그들은 회복 중에 있는 다른 사람들은 자기보다 훨씬 어려움이 없다고 생각한다. *"내 문제가 제일 심각해. 내가 술을 마셨을 때는 아내가 이것을 늘 불평하곤 했는데. 이제는 내가 프로그램에 매일 간다는 불평을 듣는다구. 또 직장상사는 매서운 눈초리로 나만 감시하고 또 나의 옛 친구들은 이제 더 이상 전화도 하지 않고…"*라는 식이다. 그러나 회복 중의 중독자들이 다른 회복자들과 주기적으로 자주 만나면서 다른 사람들의 문제도 내 것보다 조금도 더 나을 것이 없고, 실제로 그들도 자신과 여러 면에서 비슷하다는 사실을 깨닫게 된다.

회복의 모든 것이 결국 성장으로 이어진다. 인생을 그대로 받아들이는 것, 무능력함을 받아들이는 것, 위대한 힘에게 맡기는 것, 도덕적 교훈을 같이 나누고 받아들이는 것, 잘못된 것을 고치는 일 등, 이 모든 것들이 점진적으로 일어난다. 수년간의 회복과정을 걸어온 사람이 과거 회복 초창기를 뒤돌아보면, 스스로 얼마나 많은 것을 배우고, 자신이 얼마나 많은 것을 이룩해 냈는지를 알 수 있다.

◆ 성장통(成長痛)

회복중인 환자 한 명이 나에게 그녀가 겪었던 끊임없는 좌절과 위기에 대해 하소연한 적이 있다. 함께 그 내용들을 살펴보니 그녀의 위기들은 그녀에게 부과되는 새로운 과제들로 구성되어 있었다. 이 새로운 과제들은 그녀가 현재의 위치에서 잘 지탱하고 있기 때문에 계속 부과된 것들이었다. 즉, 각 위기들은 더 큰 성장을 위한 탈출의 시점이었다.

"하지만 너무 힘들어요."라고 그녀는 불평했다.

"물론 그렇죠. 그런데, 성장통(成長痛)이란 말을 들어본 적 있나요?"라고 나는 물었다.

"알겠어요. 그런데 얼마나 더 오래 성장을 계속해야 하나요?"

"우리 모두 죽는 날까지 성장을 계속해야 해요."라고 나는 답했다.

회복 중인 다른 한 여인은 이런 과정을 아주 간결하게 정리했다. "사람들은 내가 술만 마시지 않으면 모든 게 좋아질 거라 했어요. 근데, 그게 아닌 거예요. *무엇하나 좋아진 것은 없어요. 좋아진 것은 나 자신 뿐이지요.*"

중독성 화학 물질 사용으로 야기되는 문제들의 일부는 물질 사용의 단절로 일단 사라진다. 그러나 현실의 많은 문제들은 단주(약) 후에도 계속된다. 대부분의 사람들은 경제적인 생존을 위해 고전한다. 경제와 관련해 야기되는 문제들은 우리가 통제할 수 없는 것들이고 또 이런 문제들이 우리의 생존을 위협하는 것도 사실이다. 또한 우리는 질환과 질병의 위협에 항상 노출되어 있다. 게 다가 우리의 아이들은 학교, 친구, 그리고 약물 사용 등의 문제도 가질 수 있다. 현실적으로 고민꺼리가 없는 사람은 아무도 없고, 중독자들이 물질 사용을 단절했다 해서 이 문제들이 동시에 사라질 이유는 없다. 그러나 실제로 회복 중의 중독자들은 이러한 삶의 도전들에 대처해 나가는 자신들의 능력을 인식하게 된다. 그리고 그들이 이러한 문제들을 다루는데 있어서 도움이 필요할 때면, 이제는 그들이 어디에서 그 도움을 받을 수 있고 또 어떻게 이를 받아들여야 하는지를 배워서 알고 있다.

◆ *이제 막 시작입니다*

많은 이들이 치료 프로그램을 "졸업"하면 이제 회복의 전 과정을 완성했다는 순진한 믿음을 갖는다. 이 시점에서는 자신들의 회복이 아직 *"시작"*도 되지 않았다는 사실을 이해하기란 매우 어려운 일이다. 치료 프로그램은 단지 도입단계일 뿐이다. 본격적인 회복은 아직 오지 않았다.

치료 프로그램을 막 마친 중독자에게 올 수 있는 최악의 상황은, 프로그램 수료 후 몇 주 동안 모든 것이 원만히 진행될 때이다. 이런 원만한 상황이 진행되면, 중독자들은 이제는 삶에 어려운 도전 없이 만사가 계속 잘될 수 있다는 환상이 더욱 강해진다. 자기는 더 이상 고민스러운 문제들이 발생하지 않을 테니까 회복이 쉬운 것이라고 생각한다. 그러나 일단 피할 수 없는 어려운 문제가 생기게 되면 그때는 몹시 당황할 수 밖에 없다.

나는 재활센터에서 치료받고 있는 환자들에게 퇴원 후 첫 몇 주 동안 어려운 일이 생기거든 나를 원망하라고 얘기한다. 그리고 나는 회복 중인 중독자들이 퇴원 후 즉시 실생활을 그대로 경험하면서 현실의 압박을 느끼게 되기를 원하기 때문에 퇴원 후 몇 주 동안은 모든 일이 너무 원만하지 않기를 기원한다. 나는 그들이 치료기간에 배웠던 여러 가지 방법들을 퇴원 후 즉시 사용하기를 바란다. 즉,

- 스폰서에게 전화하기
- 모임에 참가하기
- 다른 사람들과 문제를 공유하기
- 다른 사람들의 의견 따르기

중독성 사고를 가진 사람들은 힘든 치료기간 후에 쉬어야 할 권리가 있다고 생각한다. 그러나 이러한 생각은 재발로 이어지기 쉽다. 회복 도상에 장애물들은 있게 마련이다. 그러니까 회복의 과정에는 이 장애물이 반드시 있을 것이라는 각오를 하는 것이 현실적이다.

중독성 사고

Chapter 23

어리석은 설명, 현명한 해결책

중독자들이 비이성적으로 행동하는 것을 볼 때면, 우리는 이에 어떻게 반응해야 할지 모르게 된다. 우리는 난생 처음으로 동물원에서 기린을 보고 "저기 보이는 것, 내가 믿을 수가 없어"라고 말하는 시골 농부와 같다고 할 수 있다. *우리는 "저 중독자들은 분명히 지금 자신 뿐만이 아니라 주위 사람들도 망치고 있어. 근데 어째서 자신의 행동이 술과 약물 때문인 것을 보지 못하지?"라고 생각할 것이다.*

정신질환을 앓고 있는 사람이 광적인 행동을 하는 경우, 우리는 이를 이해하고 받아드린다. 그러나 정상적이고 합리적인 사람이 상식 밖의 행동을 하게 되면 우리는 매우 놀라게 된다. 우리는 우리의 눈을 믿을 수 없어서, *"지금 내가 보고 있는 것이 정말로 일어나고 있어?"*라고 자문하게 된다. 이 자기 자신에 대한 의심이 너무 강해지면, 우리는 어처구니없이 엉뚱한 설명을 듣고도 이를 이치에 맞는 이야기로 받아드리게 되는 것이다!

중독자의 사고과정은 뇌에 대한 그 화학 물질의 복잡한 작용으로 인해 매우 자기 모순적이고 일관성이 없는 행동이라 할지라도 그들 자신은 이를 타당한 것으로 믿게 된다. 실제로 중독자들이 회복이 된 후에 자신들의 비합리적 행동을 되돌아보면, 지난날 자신들의 생각과 행동들이 어떻게 그럴 수가 있었는지 놀라게 된다. 더 이해하기 힘든 사실은, 중독성 화학 물질 사용과 전혀 직접적인 관계가 없는 중독자 주변의 사람들은 어째서 그런 중독자의 왜곡된 사고와 행동에 속아 넘어갔느냐 하는 점이다.

그 답은 다음과 같다. 즉, 우리들은 모두가 건강한 욕구이든 건강하지 않은 욕구이든 간에 각자 고유의 욕구들을 가지고 있는데, 이러한 욕구들을 충족시키기 위한 감정적인 압력이 우리의 사고와 감정에 지대한 영향을 미친다는 것이다. 어떤 때는 이 감정적 압박들이 중독자들이 중독성 화학 물질을 사용했을 때 만큼이나 우리들의 사고도 왜곡시키는 것이다.

이러한 이유로 중독성 사고의 개념을 이해하는 것이 매우 중요하다. 중독성 사고는 모든 중독자를 비롯해서 정도의 차이는 있으나, 주변의 측근자들에게도 모두 존재한다.

◆ 현실 검증하기

일상생활에서 누구도 이런 질문을 하지 않는다. ***"지금 내가 혹시 환각을 경험하고 있지 않나?"*** 우리가 모든 것을 의심한다면 현실에서 제대로 기능을 다 할 수가 없다. 버스가 정류장에 멈추었을 때 버스에 오르면서, *"이 버스가 진짜로 존재하지 않는지도 몰라. 내가 버스를 환각에서 보고 있는 것 일수도 있어"*라고 생각하는 사람은 없을 것이다. 이런 의심은 우리의 삶을 마비시킬 수도 있다.

우리가 전혀 생각하지 못했던 일들이 벌어지면, 꿈인지 생시인지 확인하고 싶어 자신을 꼬집기도 한다. 이런 경우는 그것이 좋은 것이든 끔찍한 일이든 일반적으로 기대할 수 없는 것들이 발생했을 때이다. 우리는 현실을 검증하기 위해 스스로를 꼬집어본다.

중독자에게 자신들의 지각이 실제인지 왜곡된 것인지 확인해보길 바라는 것은 지나친 기대인지도 모른다. 그러나 화학 물질의 사용으로 인해서 뇌 기능에 지장이 온 경험을 겪어보지 못한 중독자 주변 사람들은 자신들의 생각을 검증해보고 그리고 중독자의 행동을 올바른 관점에서 평가해보는 것은 현명한 일이나. 이 주변 사람은 남편이건 아내이건, 부모이건, 자녀이건, 치료자이건, 직장 상사이건, 친구이건, 목회자이건 즉 중독자와 관련된 모든 사람에게 해당된다. 우리가 중독자들이 어떤 사고체계를 가지고 어떻게 적응해 나가는지를 이해하면 할수록 그들의 행동에 너무 놀라서 우리가 무력하게 될 가능성은 적어지고, 그 결과 그들의 약삭빠른 행동과 상황 조작에 속아 넘어갈 확률도 적어진다. 더욱이 화학 물질로 인해서 생기는 왜곡 현상과 똑같은 왜곡이 일어날 수 있는 강력한 힘이 우리들 안에도 존재한다는 것을 깨닫는다면, 우리들이 공동 의존자의 역할을 하고 있다는 지적을 받았을 때 이를 좀더 쉽게 받아들일 수 있다.

2 더하기 2는 5

자신을 술과 약물로 파괴하고 있던 한 젊은이의 어머니는 중독성 화학 물질이 아들의 삶에 끼치는 파괴적인 효과에 전혀 신경을 쓰지 않는 자신의 아들에 대해 도저히 이해가 가지 않았다. 그녀는 아들 문제를 다루기 위해서 도움을 청하였다. “하지만 아들을 집 밖으로 내쫓거나 감방에서 보석으로 꺼내주면 안 된다는 말은 하지 말아 주세요.”라고 그녀는 말했다. “그런 말은 듣고 싶지 않아요.”

나는 “그럼 한 가지 여쭈어 볼께요. 2 더하기 2는 뭐지요? 그러나 그 답이 4라는 말은 하지 말아주세요.”라고 말했다.

그녀는 자신의 생각도 아들만큼이나 왜곡되어 있다는 사실을 보지 못하는 것이다. 어째서 그녀의 생각이 왜곡되어 있다고 말할까요? 그녀가 아들을 보석으로 꺼내 주거나 집으로 받아들였을 경우, 아들은 문제의 심각성을 모르고 계속 중독성 화학 물질을 사용할 수가 있기 때문이다. 그녀는 아들이 회복을 가능하게 할 수 있는 밑바닥 경험을 하지 못하도록 하고 있는 것이다.

◆ *새로운 개념이 아니다*

중독에 관한 문헌을 읽어보면, 중독성 사고의 개념은 어디에서나 읽어볼 수 있음을 알게 된다.

심한 고통은 정상적인 것인가? 아니다. 다리가 부러진 사람이 엄청난 고통을 느끼는 것은 정상인가? 그렇다.

열이 나는 것이 정상인가? 아니다. 전염병에 걸린 사람이 고열이 있는 것은 정상인가? 그렇다.

중독성 사고는 정상적인 것인가? 아니다. 중독성 화학 물질에 의존하는 사람과 그의 공동 의존자가 중독성 사고를 하는 것은 정상적인가? 그렇다.

여러분은 이 책을 읽고 있기 때문에, 이런 저런 이유로 중독에 관해 관심이 있는 것이 분명하다. 그 관심이 있다는 사실만으로도 여러분은 중독성 사고에 취약할 수 있다. 이 점에 대해서 누군가 여러뷴의 인생을 객관적으로 볼 수 있는 분과 같이 한번 평가해 보실 것을 권해 드린다. 다른 사람의 도움을 받으면 여러분 자신의 현실을 좀더 명확하게 파악할 수 있다.

역자약력

▲ 이 호 영

- 세브란스 의과대학 졸업
- 미국 펜실베니아대학교 의학대학원졸업
- 미국 웨스턴리저브대학교 의과대학 정신과 전문의 수련
- 미국 정신과 전문의 자격취득
- 이화여자대학교 의과대학 부속병원 신경정신과장
- 연세대학교 의과대학 정신과 주임교수
- 아주대학교 병원 병원장
- 아주대학교 의과대학 학장
- 아주대학교 의료원장
- 아주대학교 총장
- 아주대학교 명예총장
- 아주대학교 의과대학 명예교수
- 대한사회정신의학회 이사장(1984 - 1986)
- 대한신경정신의학회 회장(1986 - 1987)
- 동아세아문화 정신의학회 회장(1992 - 1993)
- 대한사회정신재활협회 회장(1997 - 2000)
- 대한의사학회 회장(2000.5)
- 세계정신의학회 7구역(아세아) 구역이사(1998 - 2002)
- 현) 아주대학교 의료원 정신건강 연구소 고문 교수
  보건복지가족부 선정 알코올질환전문 다사랑병원 교육원장

▲ 이 종 섭

- 연세대학교 의과대학 및 동 대학원 졸업(의학박사)
- 연세대학교 의과대학 세브란스병원 정신과 수련(정신과 전문의)
- 건국대학교의과대학 정신과 주임교수
- 건양대학교의과대학 정신과 주임교수
- 미국 하버드의대 연수
- 포천중문의대 대체의학대학원 졸업
- 대한중독정신의학회 회장
- 대한정신약물학회 이사
- 대한정신분열병학회 이사
- 현) 연세대학교의과대학 외래교수
  아주대학교의과대학 외래교수
  보건복지가족부 선정 알코올질환 전문 다사랑병원 대표원장

▲ 김 석 산

- 다사랑병원(광주) 원장 역임
- 대한신경정신과학회 정회원
- 대한중독정신의학회 정회원
- 대한노인정신의학회 정회원
- 현) 보건복지 가족부 선정 알코올질환 전문 다사랑병원 원장

▲ 이 무 형

- 한국중독정신의학회 정회원
- 다사랑병원(광주) 진료부장 역임
- 현) 보건복지가족부 선정 알코올질환 전문 다사랑병원 원장

▲ 채 숙 희

- 을지대학교 중독재활복지학과 교수
- 알코올 사업 기술 지원단 위원
- 심리학박사
- 임상심리전문가
- 정신보건임상심리사 1급
- 알코올질환 전문 다사랑병원 임상심리과장 역임

중독성 사고

초판인쇄일	2009년 9월 1일
초판발행일	2009년 9월 10일
저 자	Abraham J. Twerski, M.D.
역 자	이호영, 이종섭, 김석산, 이무형, 채숙희
펴 낸 이	오 무 근
펴 낸 곳	도서출판 **하나의학사**
출판등록	1988년 4월 1일 제 2-541호
주 소	서울시 종로구 홍파동 13-4
전 화	02) 730-2555, 2556
팩 스	02) 730-2557

정가 13,000원

저자와 합의로 인지 생략

ISBN 978-89-92141-44-4-93510

※ 잘못된 책은 구입처에서 교환해 드립니다.